Bettina Achhammer | Anja Schröder | Markus Spreer

Pragmatisch-kommunikative Störungen bei Kindern

Ein Ratgeber für Fachpersonen aus Sprachtherapie/Logopädie, Schule und Kindertageseinrichtungen

Bettina Achhammer | Anja Schröder |
Markus Spreer

Pragmatisch-kommunikative Störungen bei Kindern

Ein Ratgeber für Fachpersonen aus Sprachtherapie/Logopädie, Schule und Kindertageseinrichtungen

Schulz-Kirchner Verlag

Bibliografische Information der Deutschen Nationalbibliothek

Die Deutsche Nationalbibliothek verzeichnet diese Publikation in der Deutschen Nationalbibliografie; detaillierte bibliografische Daten sind im Internet über http://dnb.d-nb.de abrufbar.

1. Auflage 2019
ISBN 978-3-8248-1248-6
eISBN 978-3-8248-9949-4

Mollweg 2, D-65510 Idstein
Vertretungsberechtigte Geschäftsführer:
Dr. Ullrich Schulz-Kirchner, Nicole Eitel, Martina Schulz-Kirchner
Titelfoto: © MAK – Fotolia
Fachlektorat: Dr. Ulla Beushausen
Lektorat: Susanne Koch
Umschlagentwurf und Layout: Petra Jeck
Druck und Bindung:
TZ-Verlag & Print GmbH, Bruchwiesenweg 19, 64380 Roßdorf
Printed in Germany

Inhaltsverzeichnis

Einleitung

Was sind pragmatisch-kommunikative Störungen (PKS)?

Was bedeutet eigentlich Pragmatik bzw. Kommunikation?

Sprachliche Kommunikation gilt als eine Besonderheit der menschlichen Spezies, die unterschiedliche Wissenschaftsdisziplinen beschäftigt. Seit langer Zeit interessieren sich Forscher für Fragen wie: Wie ist Kommunikation entstanden, welche Wirkung zeigt sie und wie prägt sie das menschliche Zusammenleben? Dabei bilden die Wissenschaftler unterschiedliche Theorien über die Funktionsweise von kommunikativen Prozessen. Der kommunikative Austausch unter Menschen ist damit Gegenstand von Fachdisziplinen wie der Psychologie, Soziologie, Anthropologie, Philosophie und der Sprachwissenschaft.

Mit der konkreten Realisierung von Kommunikation in einem Kontext befasst sich die linguistische Pragmatik. Sie ist innerhalb der Sprachwissenschaft ein Kerngebiet neben den anderen Sprachebenen Phonologie, Morphologie, Syntax und Semantik. Hierbei ist

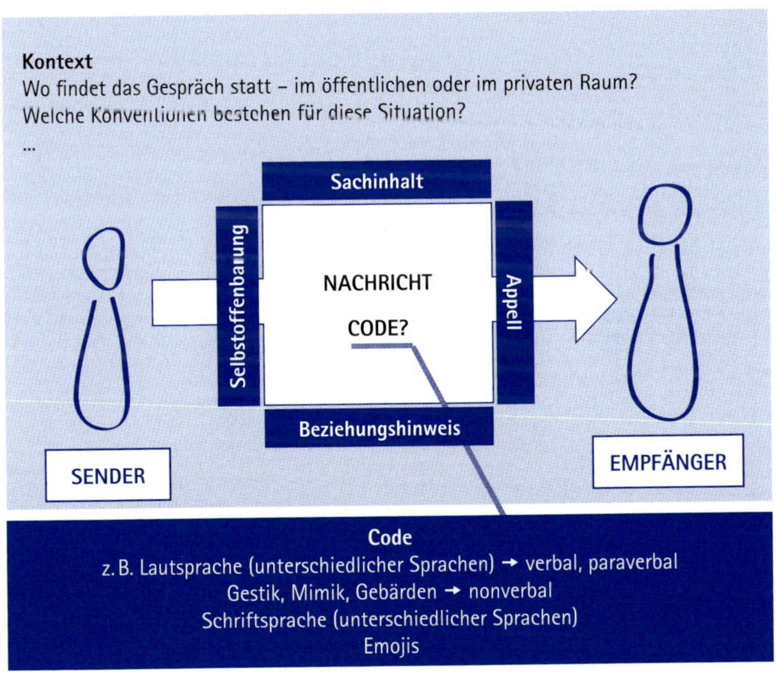

Abb. 1: Kommunikationsmodell (in Anlehnung an Schulz von Thun, 2008)

KOMMUNIKATION

Zur jeder Kommunikation gehören zwei Seiten: Ein *Sender*, der eine *Nachricht* übermitteln möchte, und ein *Empfänger*, für den diese Information bestimmt ist. Der Sender sendet eine Nachricht an den Empfänger. Dies findet häufig lautsprachlich statt – wir sprechen miteinander.
Dabei ist es wichtig, dass Sender und Empfänger den gleichen *Code* verwenden (z. B. die deutsche **Lautsprache**). Sind die beiden Kommunikationspartner nicht ausreichend kompetent in der Verwendung des Codes (Sprechen; Verstehen), dann ist eine erfolgreiche Kommunikation eingeschränkt.
Dies wird deutlich, wenn wir in einer uns nicht so vertrauten Fremdsprache kommunizieren wollen. Hierbei versuchen wir, den verbalen Code durch *Mimik* und *Gestik* (*nonverbal*) zu ergänzen. Auch *paraverbale* Aspekte der Nachricht sind relevant – so „hören" wir z. B. aus einer Mitteilung auch heraus, ob jemand traurig ist und erkennen an der Intonation, ob das gerade Gesagte als Frage formuliert war (auf die in der Regel eine Antwort erwartet wird).
Die Kommunikation kann auch über die *Schriftsprache* erfolgen (als standardisierter Code), beispielsweise in einem Brief, einer E-Mail oder über einen Messenger-Dienst.
Paraverbale Informationen, z. B. wenn wir etwas ironisch formulieren, werden in der Schriftsprache inzwischen häufig durch *Emojis* codiert.
Weitere Codierungen sind beispielsweise auch die Deutsche Gebärdensprache, das Morsealphabet etc.
Kommunikation geschieht zudem nicht im luftleeren Raum, sondern hat immer einen *Kontext*. Dieser ist entscheidend für das Senden und das Decodieren der Nachricht. Wenn ich beispielsweise mit meinem Gesprächspartner schon 30 Minuten auf den Bus warte, wird die Nachricht „Zum Glück kommt der Bus heute pünktlich!" aufgrund des Kontextes automatisch als ironisch verstehbar.
Jede Nachricht des Senders enthält, gewollt oder nicht, gleichzeitig vier Botschaften (Schulz von Thun 2008):

- eine Sachinformation (worüber informiere ich)
- eine Selbstoffenbarung (was gebe ich von mir preis)
- einen Beziehungshinweis (was halte ich von meinem Gegenüber/wie stehe ich zu meinem Gegenüber)
- einen Appell (was möchte ich mit meiner Äußerung bei meinem Gegenüber erreichen).

Gerade vor diesem Hintergrund wird klar: Der gewählte „Ausdruck" des Senders mit der gewünschten Botschaft muss nicht mit dem „Eindruck" des Empfängers übereinstimmen!

die Pragmatik zu unterscheiden vom alltagssprachlichen Verständnis, bei dem pragmatisch als erfolgsorientiertes aber auch undogmatisches Denken und Handeln gilt. Die linguistische Pragmatik versteht sich als Wissenschaft von Kommunikationsprinzipien, an die sich Menschen halten, wenn sie miteinander kommunizieren. Pragmatisches Wissen ist demnach Wissen über die Anwendung von Sprache (Achhammer 2014).

DEFINITION:

„Pragmatik ist die Fähigkeit im jeweiligen Kontext die relevante Information im angemessenen Sprachcode im Gespräch zu übermitteln. Sie bezeichnet die Beziehung zwischen Sprachnutzern, Sprache und Kontext." (Achhammer und Kölliker-Funk 2017, S. 104)

Ein Herausstellungsmerkmal der Pragmatik ist die Relevanz des Kontextes. So kann die Bedeutung einer Äußerung je nach Situation und Person sehr unterschiedlich sein. Demnach beschäftigt sich die Pragmatik schwerpunktmäßig nicht mit der reinen Wortbedeutung, sondern vielmehr mit der Intention des Sprechers in Verbindung mit Kontextinformationen.

Als Kontext versteht man unterschiedliche Informationen der räumlichen und zeitlichen Umgebung, der Beziehung der kommunizierenden Personen zueinander sowie deren Status etc. Dies bezeichnet man als situativen Kontext. Der linguistische Kontext beschreibt die vorausgegangene und nachfolgende Äußerung, aber auch die jeweilige Kommunikationsform (mündlich, schriftlich, nonverbal). All diese Kontextinformationen werden beim Kommunizieren berücksichtigt und die jeweilige Äußerung daran angepasst. Dies geschieht nicht nur über sprachliche Mittel, sondern auch mit nichtsprachlichen Informationen wie beispielsweise Gestik, Mimik und Körpersprache (Glück 2010).

Im Bereich der Pragmatik werden die sogenannte enge und die sogenannte weite Sicht auf Pragmatik unterschieden (Abb. 2). In der engen Sicht wird die Pragmatik als eigene Sprachebene neben Phonetik/Phonologie, Semantik/Lexikon und Morphologie/Syntax betrachtet. Im Mittelpunkt stehen hier formal-linguistische Aspekte. In der weiten Sicht gilt Pragmatik als Integrationsebene kognitiver, sozialer, emotionaler, sensorischer und linguistischer Fähigkeiten. Im Fokus stehen hier sozial-kognitive Kompetenzen (Glück 2007).

Entsprechend lassen sich die einzelnen Theorien den pragmatischen Fähigkeiten der engen oder weiten Sicht zuordnen. Die zentralen Theorien, die zum Verständnis pragmatischer Kompetenzen wichtig sind, werden im Folgenden kurz erläutert.

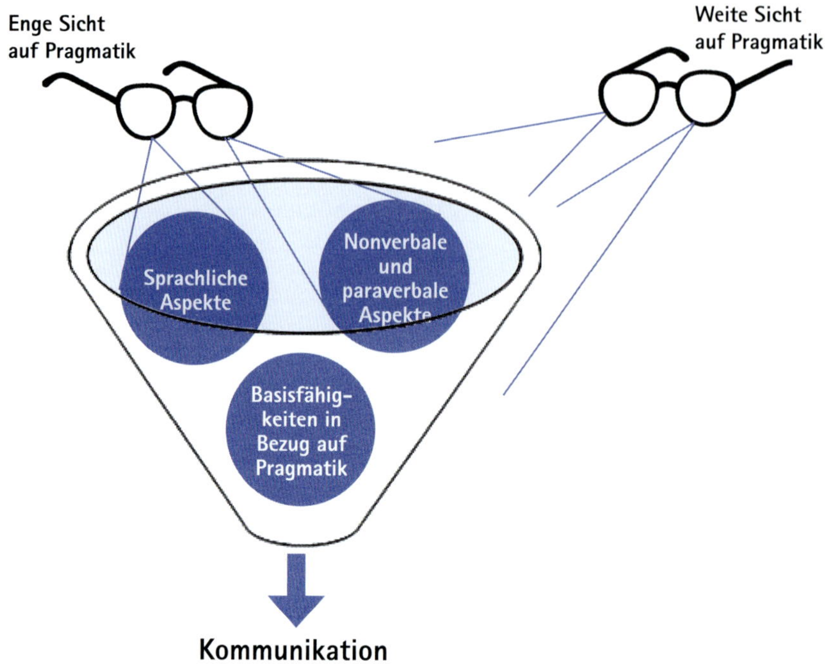

Abb. 2: Enge und weite Sicht auf Pragmatik

Begriffsbestimmungen

Zu einer gelingenden Kommunikation tragen eine Reihe unterschiedlicher Kompetenzen bei, die sich in drei Bereiche gliedern lassen. Neben den „sprachlichen Aspekten" sind für die Kommunikation auch „nonverbale und paraverbale Aspekte" sowie „Basisfähigkeiten in Bezug auf Pragmatik" erforderlich. Eine Übersicht über alle relevanten Teilaspekte findet sich in Abb. 3 (Achhammer et al. 2016).

Sprachliche Aspekte

Sprechakte

Die Theorie der Sprechakte stammt aus der Sprachphilosophie und basiert auf der Überzeugung, dass mit sprachlichen Äußerungen nicht nur Informationen weitergegeben werden, sondern Handlungen vollzogen werden. Ein bekanntes Beispiel hierfür ist die Heirat, bei der aufgrund der sprachlichen Äußerung „Hiermit erkläre ich euch zu Mann und Frau" die Handlung der Eheschließung vollzogen wird. Ein Sprechakt wird in dieser

Sprachliche Aspekte	Nonverbale und paraverbale Aspekte	Basisfähigkeiten in Bezug auf Pragmatik
▪ Sprechakte ▪ Implikaturen ▪ Gesprächsführung/ Turn-Taking ▪ Reparaturen ▪ Höflichkeit ▪ Ironie, Witz, Humor ▪ Metaphern ▪ Kohärenz und Kohäsion ▪ Präsupposition ▪ Deixis	▪ Nonverbaler Ausdruck – Gestik – Mimik – Blickverhalten – Augenkontakt – Körperhaltung – Körperkontakt – Proxemik ▪ Paraverbaler Ausdruck	▪ Sensorik ▪ Theory of Mind ▪ Exekutive Funktionen ▪ Gedächtnis ▪ Inferenz ▪ Emotion

Kommunikation

Abb. 3: Übersicht zu sprachlichen und nichtsprachlichen Informationen

Modellvorstellung in mehrere simultane Teilakte untergliedert (lokutionärer Akt, propositionaler Akt, illokutionärer Akt und perlokutionärer Akt). Mithilfe dieser Teilakte lassen sich verschiedene Aspekte eines Sprechaktes beschreiben. Im sprachtherapeutischen Alltag ist dies in der Regel jedoch wenig von Bedeutung. Deswegen sei an dieser Stelle zur Vertiefung auf entsprechende Werke verwiesen (Searle 1969; Austin 1962).
Eine weitere Möglichkeit, Sprechakte zu kategorisieren, ist die Einteilung der Sprechakte in direkte und indirekte Sprechakte. Bei indirekten Sprechakten bringt der Sprecher seine Absicht nicht direkt zum Ausdruck. Die Form der Äußerung weicht somit von der Funktion ab und drückt zunächst eine Behauptung aus, die jedoch vor dem jeweiligen Kontext als Aufforderung verstanden werden kann.

BEISPIEL: „Die Milch ist leer!"

Dies ist als Höflichkeitsform zu interpretieren und erfordert in besonderer Weise die Interpretation des Kontextes.
Sprechakte, die stets miteinander auftreten, werden als Paarsequenzen bezeichnet. Sie sind meist fest in Handlungen eingebettet und stehen in der Regel nicht isoliert nebeneinander. So erfolgt auf eine Grußformel wie z. B. „Guten Morgen" stets ein Gegengruß. Andere Beispiele für Paarsequenzen sind Frage – Antwort; Angebot – Reaktion auf Angebot; Vorwurf – Reaktion auf Vorwurf; Vorschlag – Reaktion auf Vorschlag. Häufig finden sich Paarsequenzen am Anfang oder Ende von Gesprächen.

Gesprächsführung/Turn-Taking

Für den reibungslosen Verlauf eines Gesprächs ist es wichtig, dass die Sprecher wissen, wann das Rederecht bei ihnen liegt – wann sie „dran" sind. Dies regelt der Sprecherwechsel, das sogenannte Turn-Taking. Ein Sprecherwechsel kann an bestimmten übergaberelevanten Stellen erfolgen. Dabei kann der Sprecher das Rederecht an den Zuhörer abgeben, indem er eine Frage stellt oder eine Bitte formuliert. Daneben hat der Zuhörer die Möglichkeit, sich das Rederecht zu nehmen. Dies passiert üblicherweise in Pausen oder am Ende eines Satzes. Ein erfolgreicher Sprecherwechsel zeigt dabei möglichst kurze Pausen und gleichzeitig möglichst wenige Überschneidungen der Gesprächsbeiträge. Fällt ein Sprecher dem anderen ins Wort, gilt das als unhöflich. In bestimmten Situationen wird das „Ins Wort fallen" jedoch auch als Stilmittel verwendet, z. B. bei politischen Diskussionen (Linke et al. 1996).

Die Entwicklung des Sprecherwechsels beginnt mit dem frühen Blickkontakt. Während der ersten Lallphase steuern die Eltern den Wechsel zwischen den Äußerungen des Kindes und ihren eigenen, indem sie immer dann sprechen, wenn das Kind pausiert. Diese dialogische Struktur wird in diesem Alter noch von den Eltern vorgegeben. Im Laufe der Entwicklung übernehmen die Kinder schrittweise diese Struktur. Zu Beginn orientieren sich die Kinder dabei noch an Blickkontakt, Pausen im Gespräch, der Prosodie oder direkten Fragen. Ab fünf Jahren gelingt es ihnen, ihre eigene Äußerung zu stoppen, wenn sie sich mit einem anderen Gesprächsbeitrag überschneidet. Ein weiterer Schritt ist der Sprecherwechsel ohne sichtbaren Gesprächspartner am Telefon. Dies ist Kindern ab einem Alter von etwa sechs Jahren möglich. Die Fähigkeit zum kompetenten Sprecherwechsel, bei dem die Vollständigkeit der Äußerung des Gesprächspartners vorweggenommen wird, erwerben Kinder erst mit zunehmendem Alter (Garvey 1984; Garvey und Berninger 2009; Kauschke 2012).

Implikaturen

Ebenso wie die Sprechakte entstammt die Theorie zu Implikaturen der Sprachphilosophie. Demnach gibt es einen Unterschied zwischen Sagen und Meinen. So meint ein Sprecher häufig etwas anderes, als er tatsächlich äußert. Dies tritt beispielsweise aufgrund von Höflichkeitsformen ein. Um die Uhrzeit zu erfragen, wird ein Sprecher andere Passanten auf der Straße deshalb nicht auffordern: „Sagen Sie mir, wie spät es ist!" Vielmehr verwenden wir die höflichere Form: „Könnten Sie mir bitte sagen, wie spät es ist?" Durch die Verwendung des Konjunktivs, der Frageform und der Höflichkeitsform „bitte" wird das Anliegen indirekt zum Ausdruck gebracht. Es wird nicht wirklich nach der Fähigkeit gefragt, ob der Angesprochene die Uhrzeit mitteilen kann. Die Aufforderung, die Uhrzeit zu nennen, ist dennoch implikatiert. Neben Höflichkeitsaspekten spielt auch die Sprachökonomie bei Implikaturen eine wichtige Rolle. So werden häufig Informationen, die bei einer Äußerung mit implikatiert sind, nicht mehr extra benannt. Die Empfehlung „Nimm einen Regenschirm mit!" implikatiert die Information „Es wird heute Regen geben", die deshalb nicht mehr zusätzlich geäußert wird. Um Implikaturen verstehen zu können, müssen Kontextinformationen einbezogen werden. Dies erlernen Kinder schrittweise in den ersten Lebensjahren durch die Interaktion mit anderen. Ein erstes Verständnis von Implikaturen wird bei Kindern von etwa fünf Jahren angenommen. Ungeklärt ist jedoch, warum auch noch Schulkinder Schwierigkeiten beim Verstehen von Implikaturen und Ambiguitäten (Doppeldeutigkeiten) haben (Vater 2002).

„Sagen Sie mir, wie spät es ist!"

Direkte Aufforderung gilt als unhöflich

„Können Sie mir bitte sagen, wie spät es ist!"

Indirekte Aufforderung als Ausdruck von Höflichkeit

Höflichkeit

Die Anwendung von Höflichkeitsformen gilt als sozial angemessenes Verhalten. Sprecher drücken Höflichkeiten aus, um emotionale Harmonie zu erzeugen. Zum Ausdruck von Höflichkeit setzen Sprecher unterschiedliche Formen ein. Neben dem bekannten „Bitte" und „Danke" ist der Einsatz indirekter Sprechakte (s. o.) eine weitere Möglichkeit, bei denen die Absicht des Sprechers nicht direkt formuliert wird. Damit gibt er dem Hörer die Gelegenheit, Aufforderungen abzulehnen, ohne dabei sein Gesicht zu verlieren oder eine direkte Konfrontation auszulösen. Aber auch Modalverben schwächen den Ausdruck von Wünschen und Forderungen ab (können, sollen, wollen etc.). Außerdem finden sich in Gesprächen häufig Höflichkeitsmittel, wie z. B. aber, bloß, mal, eigentlich, wohl etc. Ein weiteres sehr bekanntes Mittel zum Ausdruck von Höflichkeit ist das Siezen, das nach bestimmten Regeln eingesetzt wird. Allen Mitteln der Höflichkeit gemeinsam ist ihre Kulturspezifität. So gelten die oben genannten Mittel für den deutschen Sprachraum. In anderen Kulturräumen kann ihre Bedeutung mitunter deutlich abweichen, oder es existieren andere Mittel für den Ausdruck von Höflichkeit (Terkourafi 2012).

Eine erste Form der Höflichkeit, das Grüßen und Verabschieden, erlernen Kinder ab dem ersten Lebensjahr – in der Regel anhand von Gesten. Die Umsetzung von Grußformeln mit Worten gelingt ab Ende des zweiten Lebensjahres, ebenso Ausdrücke wie „bitte", „danke", „hallo" und „tschüss". Das kulturspezifische Siezen wird im Laufe des Grundschulalters erworben. Indirekte Sprechakte als Ausdruck von Höflichkeit zeigen sich bereits im Vorschulalter. Kinder unterscheiden dann erstmals unterschiedliche Gesprächspartner. Gegenüber Erwachsenen verwenden Kinder in diesem Alter nun indirekte Aufforderungen. Gegenüber jüngeren Kindern werden diese noch direkt formuliert (Wells 1985; Grimm und Weinert 2002).

Präsupposition

Als Präsuppositionen bezeichnet man den gemeinsamen Wissenshintergrund von Sprecher und Hörer. Diese Information muss deshalb im Gespräch nicht mehr erwähnt werden. Da eine bekannte Information nicht mehr wörtlich geäußert werden muss, macht sie das Gespräch ökonomischer. Es muss also nur noch die relevante Information ausgetauscht werden (Dohmen et al. 2009).
Der gemeinsame Wissenshintergrund kann dabei aus einem vorangegangenen Gespräch oder aus dem Wissen über den Kommunikationspartner stammen. Die Herausforderung für den Sprecher besteht darin, zu unterscheiden, welche Informationen dem Hörer bereits bekannt sind und welche erläutert werden müssen. Ab etwa vier Jahren sind Kinder in der Lage, Unterschiede in den Wissensbeständen der Gesprächspartner wahrzunehmen. Ab fünf bis neun Jahren ist ihnen eine Anpassung an den Wissensstand des Gesprächspartners möglich.

Ironie und Witz

Im Fall von Ironie wird genau genommen die Unwahrheit geäußert, indem der Sprecher das Gegenteil von dem sagt, was er meint. In der Regel sind sich jedoch sowohl Sprecher als auch Hörer dessen bewusst und man geht deshalb nicht von einer absichtlichen Täuschung aus. Für den Hörer bedeutet eine ironische Äußerung jedoch einen erheblichen Mehraufwand bei der Interpretation. Ironie wird dennoch häufig verwendet, da der Sprecher damit etwas ausdrücken kann, was ihm ohne Ironie nur mit einem erheblichen Mehraufwand möglich wäre. Für ihn ist eine ironische Äußerung daher deutlich effektiver. Um Ironie richtig zu entschlüsseln, muss der Hörer die Äußerung mit dem jeweiligen Kontext abgleichen. Die verwendete Mimik und Gestik sowie der Tonfall können bei der Interpretation hilfreich sein. Außerdem muss der Hörer den Sprecher ausreichend gut kennen, um die Äußerung richtig einschätzen zu können (Lapp 1992).

Kind: *„Mama, ich habe beim Fußballspielen eine Scheibe eingeschossen!"*
Mutter: *„Na, das hast Du ja super hingekriegt!"*

Bei Witzen handelt es sich – linguistisch betrachtet – um eine Textsorte (Diskurseinheit). Dabei unterscheidet man zwei verschiedene Sorten von Witzen. Der „conversational joke" – auch als Situationskomik bekannt – ist eine scherzhafte Äußerung, die spontan innerhalb eines Gespräches geäußert wird. Beim „canned joke" handelt es sich um einen längeren Monolog, der in der Regel angekündigt ist und eine feste narrative Struktur mit vorgegebenen Formulierungen hat. Der Aufbau besteht üblicherweise aus Einleitung, Dramatisierung und Pointe, auf die die Hörer mit Lachen oder Schweigen reagieren. Witze basieren dabei auf Doppeldeutigkeiten, Tabubrüchen oder Wortspielen (Schubert 2014).

Die Entwicklung von Witz/Humor setzt bereits um das erste Lebensjahr ein (zunächst stehen inkongruente Aktionen gegenüber Objekten im Mittelpunkt). Eine Annäherung an den Erwachsenenhumor und ein Verständnis für Ironie erfolgt erst im Grundschulalter (die Entwicklung verläuft individuell allerdings sehr verschieden).

Metaphern

Bei einer Metapher (griech. Übertragung) handelt es sich um einen Ausdruck für Dinge, für die er ursprünglich nicht verwendet wurde (wobei jedoch eine Ähnlichkeit besteht). Metaphern sind bildhafte Ausdrücke, welche die Eigenschaften von Dingen neu beschreiben (übertragen) und ggf. zu anderen Interpretationen des Kontextes führen. Bekannte Metaphern sind beispielsweise:

„Ich fühle mich ausgebrannt."
„Licht am Ende des Tunnels sehen"
„Erzähl' keinen Käse!"
„Die Nadel im Heuhaufen suchen"
„Geldwäsche"

Ein Verständnis solcher nicht wörtlicher Äußerungen wird ab einem Alter von ca. sechs Jahren angegeben. Voraussetzungen dafür sind allerdings, dass die Komplexität der zu verarbeitenden Information nicht zu hoch ist und eine Kenntnis über interpretative Konventionen vorhanden ist (Lapp 1992). Dies ist natürlich auch davon abhängig, wie bekannt die jeweilige Redensart ist. In den schulischen Lehrplänen sind Metaphern spätestens für die Klassenstufe 4 für das Fach Deutsch vorgesehen. Somit sind Metaphern auch Unterrichtsgegenstand der Grund- und weiterführenden Schulen. Der ironische Einsatz von nicht wörtlichen Bedeutungen ist für Kinder noch deutlich schwerer zu decodieren.

Diskurse

Diskurse sind abgetrennte Einheiten in Gesprächen, die eine eigene Struktur aufweisen und sich auf EIN Thema beziehen. Zentral ist dabei, dass sich die Diskurse immer aus Beiträgen mehrerer Personen zusammensetzen, die gemeinsam eine Einheit produzieren, die aus mehreren Sätzen bzw. Äußerungen besteht. Damit wird ein Zusammenhang aufgebaut, der über die elementare Aussage einzelner Sätze hinaus geht. Prototypische Diskurseinheiten sind z. B. Witze, Erklärungen oder Erzählungen (Quasthoff und Katz-Bernstein 2007).

Erzählen

Erzählen wird im alltagssprachlichen Sinne oft sehr weit gefasst. Eine Äußerung wie „Erzähl mal, wie war Dein Wochenende" zielt nicht auf eine spezifische linguistische Form ab. Hier kann eine Beschreibung, eine Schilderung, ein Bericht oder eine Aneinanderreihung von Mitteilungen erfolgen. Besonders augenfällig wird dieser weite Erzählbegriff in Morgenkreisen, wie sie typischerweise in Kitas oder Schulen stattfinden. Auch hier wird in der Regel keine spezifische linguistische Form evoziert, sondern jegliche Darstellung von Begebenheiten, z. B. vom Wochenende, akzeptiert. Damit ist also ein Erzählen im weiteren Sinne gemeint (siehe Abb. 4).

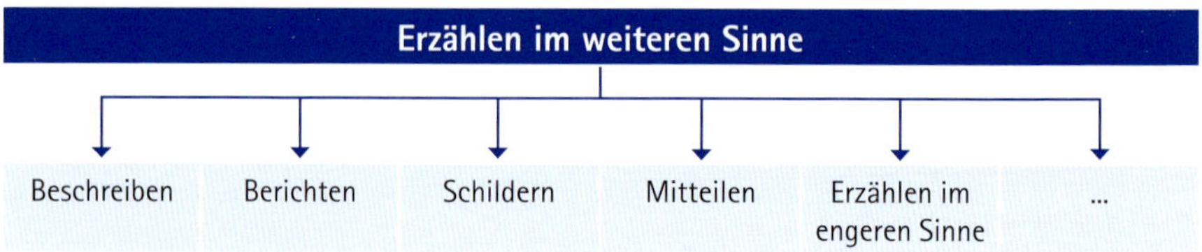

Abb. 4: Erzählen im weiteren Sinne

Eine Subkategorie von Erzählen im weiteren Sinne ist das Erzählen im engeren Sinne als eine spezifische Form (Ehlich 1983). Erzählen findet im engeren Sinne immer in Interaktion zwischen einem Erzähler und mindestens einem Zuhörer statt. Beide/alle Teilnehmenden sind aktiv an der Gestaltung des Erzählprozesses beteiligt und erfüllen dabei spezifische Erzählaufgaben, damit der Erzählprozess als gelungen erlebt wird (Hausendorf und Quasthoff 2005). Der Erzähler hat das primäre Rederecht, während der Zuhörer aktiv zuhört und Rückfragen stellen, Anmerkungen (z. B. zur Verständnissicherung) zu dem Erzählten geben kann. Daher wird der Erzählprozess als Ko-Konstruktion zwischen Erzähler und Zuhörer betrachtet. Als globalstrukturelle Kompetenzen bezeichnet man alle diejenigen Kompetenzen der beiden Teilnehmer, die für eine wechselseitige Abstimmung notwendig sind.

Erzähler: *„Weißt Du was? Gestern war was Lustiges!"*
Zuhörer: *„Echt? Was ist denn passiert?"*
Erzähler: *„Wir haben so gespielt und dann putsch! War alles runtergefallen."*
Zuhörer: *„Erzähl mal genauer, was ist euch runtergefallen?"*
...

Inhaltlich fokussieren Alltagserzählungen ein einmaliges Ereignis, das in der Vergangenheit liegt. Kern des Ereignisses ist ein Planbruch, etwas Unvorhergesehenes oder Ungewöhnliches, weil dadurch das Ereignis erst erzählenswert wird. Dieser Planbruch ist verbunden mit einer emotionalen Bewertung durch den Erzähler (der Erzähler hat sich gefreut, war traurig oder wütend etc.). Zudem ist es notwendig, die für das Verstehen des Erlebnisses relevanten Informationen zu nennen und zu strukturieren. Welche Informationen das genau sind, kann sich ändern, wenn sich die Zuhörerschaft ändert, weil die gemeinsame Wissensgrundlage unterschiedlich ist (s. Präsupposition). Ein echtes Verstehen des Erlebnisses kommt dann zustande, wenn der Zuhörer nicht nur die Informationen, sondern auch die emotionale Bewertung des Erzählers versteht und diese teilt. Diese Kompetenzen werden globalsemantische Kompetenzen genannt (Quasthoff 2006).

Erzähler: *„(...) Und dann hat die auf einmal gemerkt, dass die kein Portemonnaie dabei hatte. Dann konnte sie nicht bezahlen. Das war vielleicht peinlich. Alle haben geguckt."*

Zuhörer: *„Oh je, das glaube ich! Das wäre mir auch unangenehm."*

Die Fähigkeiten, Zusammenhänge zwischen den einzelnen Informationen sprachlich zu markieren, z. B. durch Konnexion oder Proformenverwendung, und die Fähigkeit den Einstieg in die Erzählung (Weißt Du was?/Soll ich Dir mal was erzählen? usw.), den Planbruch (plötzlich, auf einmal, aus Versehen usw.) und den Abschluss der Erzählung (Das war's/Mehr weiß ich nicht usw.) sprachlich hervorzuheben, sind globalformale Kompetenzen.

Deixis

Deixis ist ein wichtiges Mittel, um Erzählungen sprachlich zusammenzuhalten, indem auf Personen, Gegenstände oder Sachverhalte Bezug genommen wird. Am geläufigsten sind die Personaldeixis, die Temporaldeixis und die Lokaldeixis. Zur Personaldeixis werden Pronomen und Possesivpronomen zugeordnet. Im sogenannten Deiktischen Zentrum steht „ich". Im Weiteren kann man zwischen Nähe und Distanz unterscheiden. In der Nähe verwendet man „Du, Sie, wir", in der Distanz „er, sie, ihr". Da Deixen kaum Bedeutungsgehalt haben, erfüllen sie vor allem die Funktion, auf andere Text- oder Gesprächselemente zu verweisen. Bei der Temporaldeixis unterscheidet man Deiktika mit dem Bezugspunkt jetzt: einst, neulich, vorhin, sofort, gleich, nachher, bald, demnächst ... und Deiktika mit dem Bezugspunkt heute: vorgestern, gestern, morgen, übermorgen. In beiden Fällen muss jedoch der Bezugspunkt bekannt sein, um die Bedeutung zu verstehen.
Präpositionen, Demonstrative, Lokaladverbien und direktionale Lokaladverbien zählen zur Lokaldeixis. Die Orte, auf die verwiesen wird, stehen in einem bestimmten Verhältnis zum Ort der Äußerung (Dannenbauer 2000).

Nonverbale und paraverbale Aspekte

Zu den nonverbalen Aspekten gehören die Bereiche Mimik, Blickverhalten und Augenkontakt, Körperhaltung und Körperkontakt und Raumverhalten (Proxemik). Die folgenden Ausführungen sind eine kurze Übersicht über die genannten Bereiche. Eine ausführliche Abhandlung findet sich bei Achhammer et al. 2016.

Die Mimik trägt entscheidend zur Kommunikation bei, da sie Emotionen transportiert, Äußerungen vervollständigt, aber auch die Haltung des Sprechers ausdrückt und Feedback des Gesprächspartners einholen kann. Zum mimischen Ausdruck tragen insbesondere der Mund, die Augenbrauen, die Augen, die Haut und die Nase bei. Bei Kommunikationsformen, bei denen kein Blickkontakt besteht, wie beispielsweise am Telefon oder bei schriftlichen Nachrichten, fehlt die Mimik als Kommunikationsmittel. Aus diesem Grund muss dies entsprechend ausgeglichen werden. Beim Telefonieren kommt deshalb der stimmlichen Äußerung (paraverbaler Ausdruck) eine besondere Bedeutung zu. In der Schriftsprache (in Textbotschaften) versucht man durch Smileys Abhilfe zu schaffen.
Über Blick- und Augenkontakt werden vor allem der soziale Status und die Beziehung der Gesprächspartner ausgedrückt. Anhand von Blickdauer, Blickrichtung, Blinzelhäufigkeit sowie Öffnung der Augen und Pupillenweitung werden meist unbewusst Signale zu Status und Beziehung vermittelt.
Ebenso wie die Mimik unterstreichen Gesten den Inhalt des Gesagten. Das können konventionelle Gesten sein wie beispielsweise Winken, Bitte-Bitte-Machen etc., aber auch das Darstellen einer Handlung oder eines Gegenstandes, auf den die Aufmerksamkeit des Gesprächspartners gelenkt werden soll. In der Regel bezeichnet man Bewegungen von Händen, Kopf und auch Füßen als Mimik.
Die Körperhaltung beschreibt hingegen die Haltung von Kopf, Schultern, Rücken, Armen und Beinen. Auch hierüber können emotionale Befindlichkeiten und der soziale Status einer Person ausgedrückt werden. Der soziale Status und die Beziehung zwischen zwei Personen haben wiederum Einfluss auf den Körperkontakt. So ist bei Erwachsenen Körperkontakt in der Regel nur in bestimmten Kontexten (z. B. bei Begrüßung und Verabschiedung) oder im Rahmen bestimmter beruflicher Tätigkeiten (z. B. als Arzt) üblich. Bei Kindern ist Körperkontakt noch eine häufige Form, um Gefühle und soziale Beziehungen auszudrücken. Inwiefern Körperkontakt im öffentlichen Raum stattfindet, ist jedoch stark von kulturellen Einflüssen abhängig.
Dies gilt ebenso für das Raumverhalten – die sogenannte Proxemik –, das sowohl die räumliche Nähe zweier Personen beschreibt als auch die Positionierung im Raum. In unserem Kulturkreis werden die folgenden räumlichen Distanzen zwischen zwei Menschen als angemessen empfunden:

Intim	< 50 cm	**Sozial beratend**	2,5 m bis 3,5 m
Persönlich	50 cm – 120 cm	**Öffentlich**	> 3 m

Neben den nonverbalen Aspekten spielen die paraverbalen Aspekte bei der Gestaltung von Redebeiträgen in einem Gespräch eine wichtige Rolle. „Wie" man etwas sagt, trägt bekanntermaßen sehr zum Verständnis einer Nachricht bei. Hierzu können Sprecher Tonhöhe, Lautstärke, Lautdauer und Pausen verwenden, um eine bestimmte Intention zu verdeutlichen. Aber auch Sprechtempo, Intonation, Akzent (im Sinne von Betonung) und Rhythmus tragen zum sprachlichen Ausdruck bei. So kann ein und derselbe Satz durch unterschiedliche Prosodie von einer Aussage zu einer Frage verwandelt werden: „Du gehst in die Schule!" und „Du gehst in die Schule?"
Darüber hinaus werden mithilfe von prosodischen Mitteln beispielsweise Gespräche strukturiert. So kann man feststellen, dass Sprecher zu Beginn eines Gesprächs etwas höher und schneller sprechen. Das wird auch eingesetzt, um den eigenen Redebeitrag fortzusetzen. Wird der eigene Redebeitrag beendet, so geht auch die Stimmführung nach unten (Miosga 2006).

Basisfähigkeiten in Bezug auf Pragmatik

Zu einer gelingenden Kommunikation tragen neben den sprachlichen Fähigkeiten und den nonverbalen sowie paraverbalen Aspekten noch andere kognitive Fähigkeiten bei. So greifen Sprecher und Hörer in der Kommunikation auf verschiedene Informationen aus der Umgebung zurück. Hierzu benötigen sie insbesondere Fähigkeiten der auditiven und visuellen Wahrnehmung. Aber auch taktile Informationen und Wahrnehmungen von Körperbewegungen und Körperlage (Propriozeption) spielen eine wichtige Rolle. Außerdem ist es wichtig, sich in den Gesprächspartner hineinversetzen zu können. Dazu benötigen wir die Fähigkeit, uns selbst und anderen Individuen mentale Zustände – wie Intentionen, Wissen und Denken – zuschreiben zu können. Diese Fähigkeit beschreibt die sogenannte „Theory of Mind", die eine wichtige Grundlage der Kommunikation darstellt. Für eine erfolgreiche Kommunikation ist es aber auch entscheidend, eigene Impulse kontrollieren zu können und die Aufmerksamkeit zu regulieren, sodass man das Gespräch oder die Geschichte verfolgen kann. Die Inhalte dafür müssen wiederum geplant werden, gleichzeitig aber an die jeweiligen Bedingungen flexibel angepasst werden. Dafür spielt das Arbeitsgedächtnis eine große Rolle. Diese Teilfunktionen (Impulskontrolle, Arbeitsgedächtnis, Planung, Aufmerksamkeitsregulation und Flexibilität) werden den sogenannten exekutiven Funktionen zugeordnet.
Ab dem Grundschulalter spielt die Fähigkeit, aus Texten Schlussfolgerungen zu ziehen, eine wichtige Rolle. Diese Schlussfolgerungen werden als Inferenz bezeichnet. Denn häufig stehen wichtige Informationen „zwischen den Zeilen", ohne dass sie explizit im Text genannt werden. Um diese Inferenzen richtig zu ziehen, müssen unterschiedliche Informationen miteinander in Beziehung gesetzt werden (Achhammer et al. 2016).

Woran erkenne ich pragmatisch-kommunikative Störungen? (Symptomatik)

Pragmatische Störungen treten ganz unterschiedlich in Erscheinung. Lange Zeit waren Störungen der Pragmatik vor allem in Verbindung mit Störungen aus dem Autismus-Spektrum bekannt. Inzwischen weiß man, dass sie auch isoliert ohne andere Primärstörungen vorkommen können. Sie können sowohl als entwicklungsbedingte Störungen in der Kindheit auftreten, als auch als erworbene Störungen im Erwachsenenalter.

Was versteht man unter pragmatisch-kommunikativen Störungen?

„Pragmatische Störungen bezeichnen eine unangemessene Sprachverwendung, die auf Defiziten beruht, Informationen aus dem Kontext und aus sozialen Normen zur Interpretation und zur Verwendung von Sprache adäquat nutzen zu können." (Achhammer 2015, S. 5)

Symptomatik

Die Symptomatik bei pragmatisch-kommunikativen Störungen ist sehr umfangreich und betrifft unterschiedliche Bereiche der Kommunikation. So kann einerseits die Rolle als Zuhörer nicht angemessen ausgeübt werden, andererseits ist auch die Produktion von Gesprächen und Geschichten betroffen.

Kinder mit pragmatisch-kommunikativen Störungen fallen im Gespräch dadurch auf, dass sie ihren Gesprächspartner häufig unterbrechen und ihm ins Wort fallen. Aber auch überlange Pausen können entstehen, die im Gespräch irritieren. In beiden Fällen erkennen die Kinder die übergaberelevanten Stellen nicht und verfehlen so den üblichen Sprecherwechsel. Sie haben also **Probleme beim Turn-Taking**.

Andere Kinder lassen den Zuhörer im Gespräch kaum zu Wort kommen und erzählen ihre Geschichten mit unnötigen Details. Sie geben zu viel Information, die für den Verlauf der Erzählung nicht von Bedeutung ist. Sie zeigen einen unangemessenen Rededrang, haben also Beeinträchtigungen auf globalsemantischer Dimension.

Häufig treten **Schwierigkeiten im Themenmanagement** auf. Dies zeigt sich einerseits darin, dass Kinder auf ihren eigenen Themen beharren und sich nicht auf die Bedürfnisse des Gesprächspartners einstellen können. Andererseits ist jedoch eine große **Sprunghaftigkeit in den Themen** zu beobachten. So werden unterschiedliche Informationen aneinandergereiht, ohne neue Themen entsprechend einzuführen. Für den Zuhörer ist nicht mehr ersichtlich, welche Informationen zu welchen Themen gehören, oder ob verschiedene Erzählstränge verfolgt werden.

Ähnlich zeigen sich **Schwierigkeiten in der Präsupposition**. Dabei wird das Hintergrundwissen des Gesprächspartners falsch eingeschätzt und wichtige Informationen deshalb weggelassen, weil sie fälschlicherweise als bekannt vorausgesetzt werden. Es ist aber auch möglich, dass Kinder alle Hintergrundinformationen, die dem Zuhörer eigentlich bereits bekannt sind, im Detail erläutern. Im ersten Fall ist dem Gesprächspartner das Verständnis des Erzählten deutlich erschwert und es muss häufig nachgefragt werden. Im zweiten Fall ist die Gesprächsführung sehr unökonomisch.

Ähnliche **Probleme** zeigen sich **im Erzählverhalten**. Kinder mit pragmatisch-kommunikativen Störungen scheitern häufig beim Aufbau einer Geschichte. Ihre Erzählungen haben keinen roten Faden und oft wird die Reihenfolge von Erlebnissen nicht exakt wiedergegeben. Das Verständnis ist für den Zuhörer deshalb sehr erschwert. Auch diese Schwierigkeiten zeigen Beeinträchtigungen auf globalsemantischer Dimension. Die sprachliche Umsetzung von Geschichten (Fähigkeiten auf globalformaler Dimension) bereitet diesen Kindern ebenfalls Schwierigkeiten. Sie wechseln die Zeitform, zeigen einen sehr eingeschränkten Wortschatz und sind in der sprachlichen Gestaltung in ihren Mitteln sehr eingeschränkt. So verwenden die Kinder beim mündlichen Erzählen Konjunktionen häufig falsch oder gar nicht, sodass Zusammenhänge zwischen den einzelnen Informationen nicht deutlich werden. Auch die sprachliche Markierung von Einstieg, Planbruch und Abschluss gelingt häufig nicht, sodass der Zuhörer die Struktur der Erzählung und den Kern, warum überhaupt erzählt wird, nicht oder nur eingeschränkt nachvollziehen kann. Diese formalsprachlichen Schwierigkeiten fallen insbesondere bei schriftlichen Erzählungen im Schulunterricht auf. Hier finden sich häufig umgangssprachliche Begriffe im Aufsatz, die für den Ausdruck in der Schriftsprache unpassend sind. Insgesamt zeigen Kinder mit pragmatisch-kommunikativen Störungen **Wortschatzdefizite und Wortfindungsprobleme**. Oftmals werden Wörter verwendet, die nicht dem Kontext angemessen sind.

Ebenfalls im Schulalter treten **Schwierigkeiten in der Inferenzziehung** auf. Informationen, die nicht wörtlich genannt werden, sondern zwischen den Zeilen stehen, werden nicht verstanden. Aber auch das **Verständnis von nicht wörtlicher Rede ist beeinträchtigt**. Witze, Ironie, indirekte Sprechakte und Metaphern werden häufig nicht verstanden und wörtlich interpretiert.

Zu Problemen kommt es bei Kindern mit pragmatisch-kommunikativen Störungen auch bei der **Emotionsdeutung**. Sowohl der Einsatz von nonverbaler Kommunikation bereitet ihnen Schwierigkeiten, aber auch das Verständnis dieser Informationsquelle.

Von Sprachentwicklungsstörungen ist bekannt, dass sie Folgestörungen nach sich ziehen können und die Teilhabe an der Gesellschaft beeinträchtigen können, indem sie sich

auf die soziale Interaktion auswirken. Dies kann ebenso für Kinder mit pragmatisch-kommunikativen Störungen angenommen werden. So haben betroffene Kinder Schwierigkeiten Freundschaften zu knüpfen und diese auch aufrechtzuerhalten. Von anderen Kindern, aber auch von Erwachsenen, werden sie häufig als unreifer eingeschätzt als Kinder ohne Defizite. Nicht selten bewerten sich die Kinder infolgedessen ebenfalls negativer und entwickeln ein negatives Selbstwertgefühl. Aufgrund ihrer Erfahrungen neigen sie dazu, sich zurückzuziehen.
Eine ausführliche Beschreibung der zugrunde liegenden Studien findet sich in Achhammer et al. 2016.

Eine Klassifikation ist im deutschsprachigen Raum derzeit noch nicht gegeben. So existieren aktuell weder ein eigener Indikationsschlüssel im Heilmittelkatalog noch eine Bezifferung in der ICD-10 (Internationale statistische Klassifikation der Krankheiten und verwandter Gesundheitsprobleme, zehnte Auflage). Im angloamerikanischen Raum sieht die Entwicklung anders aus. In dem dortigen Klassifikationsmodell der DSM-5 (Diagnostic and Statistical Manual of Mental Disorders, fünfte Auflage) ist die Soziale (Pragmatische) Kommunikationsstörung seit einiger Zeit als Störungsbild außerhalb des Autismus-Spektrums aufgenommen (Falkai et al. 2015). Die DSM-5 gilt dabei als wegweisend für andere Klassifikationsmodelle. So ist in der 11. Neuauflage der ICD (ICD-11) eine Aufnahme des Störungsbildes vorgesehen als „Sprachentwicklungsstörung mit vorwiegender Beeinträchtigung der pragmatischen Sprache" (Ronniger et al. 2016).

Fallbeispiel 1 – Franziska

Franziska, 5;3 Jahre, Kindergarten

Das Mädchen fällt im Kindergarten auf, da es keinerlei Blickkontakt zeigt. In der Therapie schweift ihr Blick während des Gesprächs im Therapiezimmer umher. Sie blickt die Therapeutin nicht an und scheint sie nicht wahrzunehmen. Die Gespräche werden von Franziska dominiert. Auf Einwände, Fragen oder Ähnliches reagiert sie meist nicht, sondern monologisiert. Spricht die Therapeutin, so fällt Franziska ihr nach kurzer Zeit ins Wort. Der Gesprächsbeitrag des Mädchens passt dabei in der Regel nicht zum Thema.
Franziska hat Defizite in der Gesprächsführung, wobei sie Hinweise für den Sprecherwechsel weder erkennt noch ihren Redeanteil abgibt (Probleme beim Turn-Taking). Sie zeigt einen übermäßigen Rededrang und kann auf andere Themen im Gespräch schwer eingehen (Defizite im Themenmanagement). Auffallend ist der fehlende Blickkontakt.

Fallbeispiel 2 – Lena

Lena, 7;4 Jahre, Förderschule mit dem Förderschwerpunkt Sprache

Lena zeigt eine umfassende Spracherwerbsstörung und besucht die Förderschule mit dem Förderschwerpunkt Sprache im zweiten Schulbesuchsjahr. In Morgenkreisen erzählt Lena nicht von selbst, sie benötigt meistens eine Aufforderung durch die Lehrperson. Wenn sie dann von zu Hause erzählt, sind die Äußerungen meistens sehr kurz, sie benötigt viele Nachfragen und trotzdem wird nicht ganz klar, was sie genau erlebt hat.
Lenas globalstrukturelle Fähigkeiten sind eingeschränkt, denn sie ist auf viel Zuhörerunterstützung angewiesen. Ihre Redebeiträge enthalten meist nur eine einzelne Information in einem Satz bzw. einer Äußerung. Danach muss der Zuhörer wieder einen Impuls setzen. Auf anspruchsvolle Impulse (d. h. solche, die eine Antwort erfordern, die länger ist als ein Satz) wie „Und dann?" antwortet sie mit einem Satz und zeigt damit, dass sie die mit der Aufforderung verbundene Anforderung nicht in vollem Umfang erkannt hat.
Auch bezüglich der globalsemantischen Fähigkeiten zeigt Lena einen Förderbedarf. Sie liefert nur wenige Informationen zu einem Ereignis, wesentliche Inhalte bleiben unerwähnt, sodass es dem Zuhörer schwerfällt, das Ereignis gänzlich nachzuvollziehen.
Dadurch, dass Lena nur sehr kurze Äußerungen verwendet, fehlt die sprachliche Markierung von Zusammenhängen häufig. Sie hebt auch Einstieg, Planbruch und Abschluss nicht hervor, sodass damit auch ein Förderbedarf in den globalformalen Fähigkeiten besteht.

Fallbeispiel 3 – Tobias

Tobias, 14;2 Jahre, Sonderpädagogisches Förderzentrum, Förderschwerpunkt Sprache

Formalsprachlich zeigt der Junge nach der Behandlung der Sprachentwicklungsstörungen inzwischen nur noch geringe Auffälligkeiten in der Schriftsprache. In der Schule fällt er jedoch zunehmend wegen seiner nicht angemessenen Sprachverwendung auf. So spricht er seine Lehrkräfte ohne Höflichkeitsformeln an und ist bei neuen Kontakten Erwachsenen gegenüber sehr unsicher. Hier zeigt Tobias auch eine unangemessene Wortschatzverwendung und spricht auch mit Erwachsenen den gleichen „Jugendslang", der in seiner Peergroup üblich ist. Ähnliches zeigt sich auch in Aufsätzen. Auch hier werden umgangssprachliche Begriffe verwendet. Indirekte Sprachverwendung versteht er meist nicht und interpretiert sie wörtlich.

Zusammenhang mit anderen Störungen

Wie bereits erwähnt, treten pragmatisch-kommunikative Störungen nicht nur isoliert auf, sondern häufig in Verbindung mit anderen Störungsbildern. So ist seit Langem ein Zusammenhang mit Sprachentwicklungsstörungen bekannt. Studien konnten darlegen, dass Kinder mit Sprachentwicklungsstörungen deutlich geringere pragmatische Leistungen zeigen als Kinder ohne sprachliche Auffälligkeiten. Lediglich bei nonverbalen oder paraverbalen Aufgabenstellungen erzielen sie vergleichbare Leistungen. Ein gehäuftes Vorkommen von Verhaltens- und emotionalen Problemen bei Sprach- und Kommunikationsstörungen ist bereits vielfach belegt. Dies trifft auch für pragmatisch-kommunikative Störungen zu. Demnach treten pragmatisch-kommunikative Störungen oftmals in Verbindung mit Hyperaktivität und Aufmerksamkeitsdefiziten auf. Eine Hypothese hierfür ist, dass Probleme in der pragmatischen Kompetenz einen Störfaktor beim Erwerb adäquater sozialer Fähigkeiten darstellen. In Studien konnte dargestellt werden, dass die pragmatische Kompetenz und das Geschlecht ein Prädiktor für spätere Verhaltensauffälligkeiten sind.
Darüber hinaus treten pragmatisch-kommunikative Störungen mit einer Vielzahl anderer Störungsbilder auf, wie beispielsweise bei:

■ Autismus-Spektrum-Störung	■ Williams-Beuren-Syndrom	■ Down-Syndrom
■ Epilepsie	■ Fragiles-X-Syndrom	■ Poltern
■ Stimmstörungen	■ Stottern	■ Zerebralparese

Für eine detaillierte Darstellung der zugrunde liegenden Studien siehe Achhammer et al. (2016).

Grundlagen – Kommunikation und sprachliches Handeln in unterschiedlichen Kontexten

Gespräche im Alltag/in der Familie

Anlässe zur Kommunikation und zu Gesprächen gibt es im Alltag von Familien sehr häufig: z. B. in gemeinsamen Essenssituationen, auf Autofahrten, in Wartesituationen (an der Bushaltestelle, beim Arzt, in der Schlange beim Einkaufen etc.), vor dem Zubettgehen usw. Dabei werden Gespräche in Familien auf sehr unterschiedliche Weise geführt. Familien verwenden verschiedene Arten von Kommunikation und benutzen Sprache dabei sehr vielfältig. Wichtig ist im Hinblick auf die Sprachentwicklung von Kindern, die Gesprächssituationen in den Familien so zu gestalten, dass sie für die Kinder sprachförderlich werden. Denn die Bedeutung der familiären Unterstützung bzw. Förderung und daraus resultierend der sprachlichen Fähigkeiten für den Bildungserfolg nimmt über die Schuljahre hinweg immer mehr zu. Damit ist es also für die Bewältigung der schulischen Anforderungen sehr bedeutsam, wie viel Gelegenheit die Kinder vor Schuleintritt schon hatten, sprachliche Erfahrungen und sprachliches Wissen zu sammeln (Drick 2015).

Grundlegend lernen Kinder im geschützten familiären Rahmen Gespräche auf inhaltlicher und organisatorischer Ebene zunehmend selbstständig zu gestalten. Dadurch, dass Kinder immer wieder in Gespräche eingebunden werden, lernen sie, wie Gespräche ablaufen und welches die relevanten inhaltlichen und organisatorischen Aspekte von Gesprächsgestaltungen sind. Folgende Kompetenzen erwerben die Kinder durch wiederholte positive Gesprächsabläufe (Kannengieser 2015).

Allerdings sollte die in der Förderung verwendete Sprache nicht nur die Alltagssprache einbeziehen, sondern auch darüber hinausgehen und zu kontextunabhängigem Sprechen sowie zum Verstehen und Produzieren immer abstrakterer Texte verhelfen. Möglichkeiten, diese Formen des Sprechens zu erwerben, sind zum Beispiel das häusliche (Bilder-)Buchlesen oder auch das Erzählen eigener Erlebnisse, da in beiden Fällen eine Distanz zur alltäglichen situationsgebundenen Sprachverwendung geschaffen wird.

Gespräche in der Kita

Im Kitaalltag bieten sich grundsätzlich viele verschiedene Möglichkeiten, die pragmatischen und kommunikativen Fähigkeiten im Allgemeinen und die Erzählfähigkeiten im Besonderen aufzubauen und zu fördern. Förderlich sind dafür sowohl Interaktionen zwischen den Kindern in Spielhandlungen als auch Interaktionen mit den Fachpersonen, z. B. in Stuhlkreissituationen zu Erlebniserzählungen, Bilderbuchbetrachtungen usw. Traditionell erfolgt die Förderung sprachlicher Fähigkeiten durch das Erzählen in Gesprächskreisen, Vortragen von Gedichten, Singen von Liedern, in Reimen, Fingerspielen, Kniereiterversen, Spielen etc. Hierbei werden folgende pragmatische Kompetenzen spielerisch geübt:

- die Übergabe des Rederechts (in Liedern durch Vorsingen – Nachsingen, in Spielen wie „Fischer, Fischer wie tief ist das Wasser?" usw.),
- die Übernahme des primären Sprecherrechtes (z. B. beim Vortragen von Gedichten, dem Erklären von Spielen oder dem Demonstrieren von Fingerspielen),
- das abwechselnde Sprechen (z. B. in Gesprächskreisen, in Spielinteraktionen),
- die formal-sprachliche und inhaltliche Ausgestaltung eines Themas (in Reimen und Fingerspielen),
- das Ausführen sprachlicher Handlungen wie Bitten, Aufforderungen,
- das Etablieren von Unvorhergesehenem (z. B. in Kniereiterversen, Fingerspielen, Erzählungen usw.).

Für die Förderung der Erzählfähigkeiten reichen diese Situationen aber noch nicht aus. Nur in 5 % der Fördersequenzen findet Erzählen überhaupt statt (Albers 2009 in Drick 2015). In der Hälfte der Fälle geht es um Wortschatzförderung. Die Kinder setzen ihrerseits zwar häufig zum Erzählen an, aber da die Erzählabsichten noch rudimentär versprachlicht werden, werden sie von Fachpersonen häufig nicht erkannt und damit auch nicht aufgegriffen. Daher unterstützen die Fachpersonen den Einstieg ins Erzählen häufig nicht.
Kritisch ist diese Erkenntnis vor allem vor dem Hintergrund, dass in manchen familiären Gesprächssituationen die Kinder nur bedingt die Möglichkeit zum Erwerb narrativer Kompetenzen erhalten. Diese Kinder sind umso mehr auf ein qualitativ hochwertiges Sprachangebot in der Kindertageseinrichtung angewiesen. Nur so haben sie die Chance, die sprachlichen Lernerfahrungen zu sammeln, die sie in ihren Familien aus unterschiedlichen Gründen nicht sammeln können.

Nicht jede Interaktion bewirkt allerdings automatisch erwerbsfördernde Effekte. Die Wirksamkeit ist abhängig von der Kompetenz der durchführenden Fachperson. Somit liegt der Ursprung gelingender Sprachförderung in Kitas nicht in der Auswahl bestimmter Sprachförderprogramme (deren Effektivität bislang noch nicht nachgewiesen werden konnte), sondern in der Art und Weise, wie sich die Fachperson in die Interaktion mit dem Kind einbringt. Damit stehen die Fachpersonen selbst, d. h. ihr Wissen um kindliche Spracherwerbsprozesse und die Gestaltung von Interaktionssituationen im Mittelpunkt. Sprachförderlich ist das Interaktionsverhalten, wenn:

- es weniger direktiv und eher moderierend ist,
- es Raum gibt für Erzählungen und länger anhaltende Gespräche zu einem Thema statt nur für kurze Statements und Themen aus dem Hier und Jetzt,
- es Kindern die Rolle des primären Sprechers überträgt (Drick 2015).

Eine weitere wichtige Gelingensbedingung für die Förderung der Erzählfähigkeiten ist die Häufigkeit der Förderung. Drick (2015) schlägt in ihrem Fördervorgehen eine Frequenz von zweimal pro Woche vor.

Gespräche in der Schule/im Unterricht

Mündliche Interaktionen sind in allen Fächern der Grundschule relevant. Als Lernfeld für pragmatisch-kommunikative Fähigkeiten bieten sich viele fachdidaktische Themen für die Kommunikation an sowie Themen, die das Schulleben selbst fokussieren, wie z. B. die Gesprächsformate Klassenrat oder Schülerparlament.
Als verbindliche Richtschnur für die Angabe, welche pragmatisch-kommunikativen Kompetenzen in der Grundschule besonders gefördert werden sollen, geben die Lehrpläne der Länder häufig Gesprächstypen wie Erzählen, Diskutieren, das unspezifische Klassengespräch oder den allgemeinen Informationsaustausch an. Beispielsweise werden im Lehrplan aus NRW für das Fach Deutsch unter dem Bereich „Sprechen und Zuhören" die Schwerpunkte verstehend zuhören, Gespräche führen, zu anderen sprechen und szenisch spielen subsumiert. Aber auch andere Fächer wie beispielsweise Mathematik weisen eigens Kompetenzerwartungen in Pragmatik und Kommunikation aus. Sie werden als prozessbezogene Kompetenzen ausgewiesen und umfassen das Problemlösen, Modellieren, Argumentieren, Darstellen/Kommunizieren (Lehrplan NRW, Ministerium für Schule und Weiterbildung des Landes Nordrhein-Westfalen 2008).

Da Lehren und Lernen in der Schule immer über Kommunikation erfolgt, ist der Aufbau einer Gesprächskultur sehr wichtig. Gerade das Unterrichtsgespräch ist ein häufig genutzter Lernkontext und damit hoch relevant. Die Lernenden erwerben dabei über vier verschiedene Phasen sowohl formal-organisatorische Grundprinzipien zum Gesprächsablauf wie Turn-Taking-Regeln als auch die inhaltlich zusammenhängende und auf die Beiträge anderer bezogene eigene Sprachverwendung. In der ersten Phase lernen sie in Klassen-, Gruppen- und Partnergesprächen die primären Gesprächsregeln wie die (organisatorische) Berücksichtigung der anderen Gesprächspartner, also den Vorredner nicht

zu unterbrechen. In der zweiten Phase lernen sie die eigene Aufmerksamkeit inhaltlich auf die Gesprächsbeiträge anderer zu richten, nachzufragen, an die Beiträge inhaltlich anzuknüpfen oder eine Rückmeldung dazu zu geben. In der dritten Phase lernen sie eine höhere Eigenständigkeit in der Gesprächssteuerung und das Reflektieren des eigenen und fremden Gesprächsverhaltens. In der vierten Phase lernen die Kinder zunehmend selbstständig themen- und lösungsorientierte Gespräche zu führen und auszuwerten, also in Diskussionen zu argumentieren, eigene Meinungen zu vertreten und andere Meinungen einzuschätzen (Phasenmodell von Ritz-Fröhlich nach Eriksson 2015).
Hinzu kommt die Fähigkeit, diese Sprachverwendung auch zunehmend explizit zum Gegenstand der Betrachtung werden zu lassen und metakommunikativ darüber zu reflektieren. Das ist eine höhere kognitive Leistung als die intuitive implizite Anwendung.
Neben diesen allgemeinen Gesprächskompetenzen gehören zu den mündlichen Kommunikationsformen auch monologische Formen wie Erzählen, Berichten oder Vortragen, aber auch Formen, die unter Gestalten und Darstellen gefasst werden können wie Vorlesen, Rezitieren, darstellendes Spiel und die szenische Improvisation (siehe hierzu ausführlicher Therapie-PraFIT im Kapitel *Sprachtherapeutische Maßnahmen für den Unterricht*, S. 52). Nachstehendes Schaubild (Abb. 5) veranschaulicht diese Strukturierung der mündlichen Kommunikationsformen.
Erzählen ist die beliebteste und gleichzeitig didaktisch umstrittenste Form der produktiven Kommunikationsformen. Kritisiert wird vor allem der Erzählkreis (auch Montagmorgen-

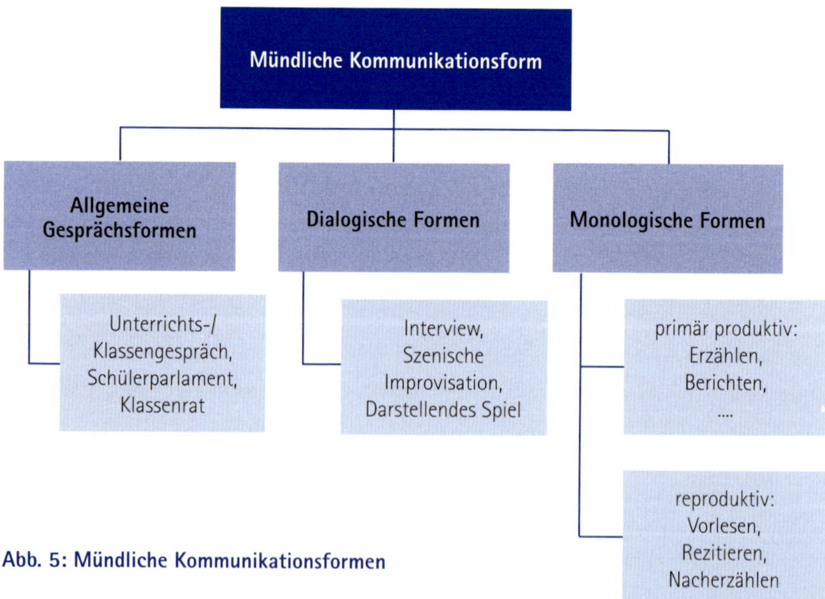

Abb. 5: Mündliche Kommunikationsformen

kreis), weil hier häufig kein Erzählen im eigentlichen (linguistischen) Sinne stattfindet und damit der Lernwert und der diskursdidaktische Nutzen fraglich sind (Eriksson 2015, s. auch Kapitel *Was sind pragmatisch-kommunikative Störungen (PKS)?*, S. 7).
Ziele für das Erzählen (im engeren Sinne) sind die vollständige Versprachlichung der wesentlichen Informationen zu einem Ereignis, einer Fiktion, einer vorgegebenen Geschichte, der sinnvolle Aufbau und die gute Strukturierung, die Gestaltung eines Höhepunktes bzw. Planbruchs (oder mehrerer), des Weiteren die Gestaltung des Erzähltextes mit stimmlichen Mitteln und Gestik, um die Geschichte spannend und interessant zu erzählen (Eriksson 2015; Quasthoff et al. 2011). Mündliches Erzählen sollte allerdings nicht nur den unteren Grundschulklassen und der Vorschule vorbehalten sein, sondern auch in den weiteren Schuljahren bis in die Sekundarstufe I weiter gefördert werden, weil auch dann noch wesentliche Entwicklungsschritte zu erwarten sind.
Ziele für das Vortragen und Berichten sind die Vorbereitung des Vortrags, die Begründung der Themenwahl, die Verdeutlichung des Inhalts mit Anschauungsmitteln, die Ausrichtung von Einleitung und Schluss auf den/die Zuhörenden, das abwechslungsreiche Vortragen, das fließende, ausdrucksvolle und deutliche Sprechen sowie das Beantworten von Rückfragen.
Ziele für das Darstellen und Gestalten sind das wirkungsorientierte Sprechen mit einer stimmigen sprachlichen Strukturierung, die Berücksichtigung von Aspekten des nonverbalen Auftritts wie Blickkontakt, Mimik, Gestik, Medieneinsatz, die akustische Präsentation wie Atmung, Aussprache, Betonung, Tempo und Pausen (Eriksson 2015).

Während Grundschulkinder Sprache häufig noch spontan, ichbezogen und ohne sie zu reflektieren verwenden, wird mit der Schrift eine neue Modalität von Sprache eingeführt, für die reflexive Fähigkeiten wie metasprachliche Reflexion zunehmend bedeutsam werden (Eriksson 2015). Diese metasprachliche Reflexionsfähigkeit ermöglicht eben diese situations- und personenbezogene Angemessenheit der Sprachverwendung nun auch bei allen kommunikativen Schreibanlässen wie etwa beim Briefeschreiben, Schreiben von Anleitungen und Rezepten zu nutzen und zu erweitern. Denn hier steht die adressatenbezogene Sprachverwendung im Mittelpunkt. Ähnlich wie für das Mündliche gelten auch im Schriftlichen die Kompetenzen der drei Dimensionen globalsemantisch, globalstrukturell und globalformal.

Aber nicht nur die produktiven pragmatisch-kommunikativen Kompetenzen sind relevant, sondern auch das Hören und Zuhören, da diese Kompetenzen in ihrem Stellenwert als zentrale Lernvoraussetzungen gelten (Eriksson 2015). Aus diesem Grund sollte in der Grundschule unbedingt eine grundlegende Förderung der Zuhörkompetenzen erfolgen. Nachfolgend werden drei zentrale Zuhörkompetenzen und ihre Relevanz für das schulische Lernen tabellarisch aufgelistet (Tab. 1):

Tab. 1: Zuhörkompetenzen im Unterricht

Zuhörkompetenzen	Relevanz für den Unterricht
Auditive Aufmerksamkeitssteuerung	Lenken des Zuhörens auf die relevanten Inhalte im Unterricht
Hörverstehen	Informationen aus Hörtexten verstehen, Informationslücken erkennen, Nachfragen stellen, Gefühle aus Stimmklang und Intonation erkennen
Zu Figuren und Sachverhalten in Texten in Beziehung treten	Eine emotionale Wertung vornehmen, sich mit Protagonisten identifizieren, eine eigene (kritische) Haltung zu diesen entwickeln

Erwerb pragmatisch-kommunikativer Fähigkeiten

Für die Entwicklung pragmatisch-kommunikativer Fähigkeiten steht für viele Teilaspekte noch keine ausreichend abgesicherte Datenbasis zur Verfügung (Meibauer 2013). Vorliegende Informationen fokussieren häufig nur einzelne ausgewählte Aspekte (z. B. Erzählfähigkeit) und auch nur eine bestimmte Altersgruppe.

Für die Entwicklung pragmatisch-kommunikativer Fähigkeiten spielen – neben der Betrachtung der sprachlichen Dimensionen – auch para- und nonverbale Dimensionen der Pragmatik und sog. pragmatisch-kommunikative Basiskompetenzen eine entscheidende Rolle, was nochmals auf die Bedeutung des Zusammenspiels der verschiedenen Entwicklungsbereiche referiert.

Pragmatisch-kommunikative Fähigkeiten kommen nicht erst zum Tragen, wenn vorangegangene sprachliche Fähigkeiten in den Bereichen Phonetik, Phonologie, Semantik, Lexikon, Syntax und Morphologie entwickelt sind. Der Beginn ihrer Entwicklung ist bereits im frühen Spracherwerb zu verorten und wird von einzelnen Autoren auch als wesentliche Grundlage des Spracherwerbs angesehen (Tomasello 2012). Die konkrete Beschreibung der Entwicklung pragmatisch-kommunikativer Fähigkeiten ist entscheidend von der jeweils betrachtenden Wissenschaftsdisziplin abhängig. Psychologen beispielsweise fokussieren dabei andere Phänomene als Linguisten. Die Komplexität und die Charakteristik des Bereichs Pragmatik erschweren dabei die Datengewinnung zum Auf- und Ausbau pragmatisch-kommunikativer Fähigkeiten.

Im Folgenden sollen ausgewählte Aspekte der Entwicklung pragmatisch-kommunikativer Kompetenzen (in Anlehnung an die Darstellung von Achhammer et al. 2016, Dohmen et al. 2009, Meibauer 2013, Kauschke 2012 und Tomasello 2012) vorgestellt werden.

Erwerb in der frühen Kindheit (bis 3 Jahre)

Der Bereich der Pragmatik gilt als wesentliche Grundlage des Spracherwerbs. So wird bereits in der frühen Sprachentwicklung des Kindes eine Vielzahl pragmatisch-kommunikativer Fähigkeiten erworben:

- Äußerung von (Nicht-)Gefallen und Wünschen
- Verwendung von Gestik und Mimik
- referenzieller Blickkontakt
- Führen von Gesprächen mit Sprecherwechsel (Turn-Taking) und Übernahme der Perspektive des Zuhörers

- Strategien zur Eröffnung und zum Aufrechterhalten von Dialogen und Einhaltung von Gesprächskonventionen
- Reaktion auf fremdinitiierte Reparaturen mit der reinen Wiederholung der Äußerung
- Verständnis von Gefühlslagen anhand von Gesichtsausdrücken

Erwerb im Kindergartenalter (3 bis 6 Jahre)

Im Bereich der pragmatisch-kommunikativen Fähigkeiten können im Kindergartenalter folgende Erwerbsprozesse bei Kindern beobachtet werden.

ab 3 Jahren

- Erwerb einer Theory of Mind als Voraussetzung für das Erschließen von Inferenzen

ab 4 bis 5 Jahren

- Kinder können eine längere Konversation zu unterschiedlichen Themen führen
- Kinder beginnen Gleichaltrige zu instruieren
- Kinder modifizieren ihren Ausdruck von Intentionen abhängig vom jeweiligen Hörer

ab dem Vorschulalter

- Unabhängigkeit der Kommunikation von der gegenwärtigen Situation/Handlung
- Spezifischere Reaktionen auf fremdinitiierte Reparaturen in Form der Modifikation eigener Äußerungen
- Komplexe Sprechakte wie Versprechen oder Lügen werden erst am Ende des Vorschulalters zugänglich

Erwerb im Schulalter (ab 6 Jahre)

Bis zum Eintritt in die Schule sind die wesentlichen Aspekte der kindlichen Sprachentwicklung in der Regel abgeschlossen. Die Kinder sind zum Schuleintritt in der Lage, textgrammatische Mittel zur Produktion zusammenhängender (kohärenter) Texte bzw. dialogischer Fortsetzung von Gesprächen zu verwenden (Bittner 2013). Hierin zeigt sich eine deutliche Verbindung zum Bereich Pragmatik-Kommunikation. Durch neu zu erwerbende Fachtermini und figurative Sprache wird es dem Kind im Grundschul- und weiteren Schulalter möglich, mit Wortformen und Wortbedeutungen auch bewusst manipulativ umzugehen. So sehen Lehrpläne vor, dass Kinder in der Lage sein sollen, Wortbedeutungen im sprachlichen Kontext als zutreffend oder nicht-wahrheitsgemäß (z. B. ironisch), als überdehnt (z. B. als Metapher), als unterdehnt (z. B. in einer Fachterminologie) oder auch als mehrdeutig aufzufassen bzw. zu verwenden (Glück und Spreer 2015). Neben den stark kontextgebundenen sprachlichen Fähigkeiten der Alltagskommunikation stehen die Kinder somit spätestens jetzt, im schulischen Kontext, (schrift-)sprachlichen Anforderungen gegenüber, die über die Alltagssprache hinausreichen (Bildungssprache). Somit ändern sich mit dem Eintritt in die Schule die pragmatisch-kommunikativen Anforderungen wesentlich. Ganz eng damit verbunden ist der Erwerb der Schriftsprache als „pragmatischer Meilenstein". Im Bereich der pragmatisch-kommunikativen Fähigkeiten können weiterhin die folgenden Erwerbsprozesse beobachtet werden:

ab 6 Jahren

- Beherrschen von Gesprächskonventionen (Sprecherwechsel, Initiieren, Aufrechterhalten und Beenden von Gesprächen)

ab 7 Jahren

- gezielte eigeninitiierte Reparaturen, die die Bedürfnisse des Kommunikationspartners berücksichtigen
- sprachliche Handlungsanweisungen, Kommentare, der Einsatz deiktischer Hinweise und Reparatur gelingen
- Schülerinnen und Schüler verfügen über kompetente Fähigkeiten, um zu debattieren/argumentieren
- adäquater Einsatz von Anrede- und Höflichkeitsformeln (Sprachgebrauch des Duzens/Siezens wird erlernt, wenn das Verständnis für soziale Rollen vorliegt)
- Berücksichtigung individueller kommunikativer Bedürfnisse verschiedener Kommunikationspartner
- Unterscheidung von wörtlicher und nicht wörtlicher Bedeutung (Metaphern sind auch expliziter Inhalt der Lehrpläne des Faches Deutsch)
- adäquate Reaktion auf idiomatische Sprache
- Verständnis für Ironie entwickelt sich
- Erzählen von Witzen mit Pointen (im Verlauf der Grundschulzeit)
- Entwicklung einer empathischen Gesprächsführung
- der sozial angepasste Ausdruck von Emotionen, der teilweise schon im Kindergartenalter erworben wird, bereitet auch Schulkindern noch Schwierigkeiten

Ursachen – woher kommen pragmatisch-kommunikative Störungen?

Grundsätzlich können pragmatisch-kommunikative Störungen in jedem Alter auftreten. In diesem Ratgeber liegt der Fokus jedoch ausschließlich auf dem Kindes- und Jugendalter. Pragmatisch-kommunikative Störungen lassen sich einteilen in erworbene, d. h. im Kontext primärer Erkrankungen oder Schädigungen auftretende, und originäre pragmatisch-kommunikative Störungen ohne erkennbare Ursache.
Gemäß internationaler diagnostischer Klassifikationssysteme (ICD-10, DSM-4) gab es lange keine eigene Kategorie für pragmatisch-kommunikative Störungen. Dies änderte sicher erst mit dem neuen DSM-5. Die Debatte um die Eigenständigkeit pragmatisch-kommunikativer Störungen beeinflusst natürlich auch die Ursachenerklärung für dieses Phänomen. Nichtsdestotrotz lassen sich aber Faktoren beschreiben, die die pragmatisch-kommunikativen Leistungen beeinflussen. Mit Achhammer et al. (2016) lassen sich diese wie folgt zusammenfassen (siehe Tab. 2):

Tab. 2: Beeinflussende Faktoren auf pragmatisch-kommunikative Leistungen

Beeinflussende Faktoren	Deren Auswirkungen auf pragmatisch-kommunikative Fähigkeiten
Kognitive Leistungen	
Schlussfolgerndes Denken	▪ Beeinträchtigt Verständnis von Ironie, Sarkasmus, indirekter Rede, Doppeldeutigkeiten, Metaphern, Einschätzung von Gefühlen ▪ Transfer von neuem Wissen auf bereits Bekanntes gelingt nicht ausreichend ▪ Verursacht Verständnisprobleme für Äußerungen anderer; nicht ausreichende Berücksichtigung von Zuhörerwissen
Theory of Mind	▪ Verwendung von vereinfachter Sprache, Nichterkennen von Ironie/Doppeldeutigkeiten, Unterscheidung von Witz und Lüge gelingt nicht
Exekutive Funktionen (z. B. Planen, Organisieren, Abstrahieren, Problemlösen)	▪ Beeinträchtigen Meinungsbildung, gedankliche Flexibilität ▪ Beeinflussen grundlegende kognitive Leistungen und Beeinträchtigungen wirken sich umfänglich auf die Interaktion aus
Gedächtnis	▪ Beeinträchtigungen im Kurz- und Langzeitgedächtnis können das Verstehen von Äußerungen einschränken
Sprachliche Leistungen	
	▪ Beeinträchtigungen im Wahrnehmen, Verstehen und Produzieren von Lauten, Inhalten und grammatischen Strukturen können zu geringeren Verstehensleistungen führen. Auch können andere die selbst produzierten Äußerungen dadurch weniger gut nachvollziehen
Wahrnehmungsleistungen	
	▪ Seh- und Hörbeeinträchtigungen wirken sich auf Sprachverstehensleistungen aus, da nicht alle sprachlichen und nichtsprachlichen Informationen wahrgenommen werden können

Wie können sich Schwierigkeiten in der Pragmatik bzw. der Kommunikation auswirken?

Auswirkungen auf die Kommunikation zu Hause

Pragmatisch-kommunikative Störungen wirken sich auch in der alltäglichen Kommunikation zu Hause aus. Hierbei sind unterschiedliche Kommunikationssituationen betroffen. Häufig kommt es dabei zu Missverständnissen, die zu kleineren oder größeren Reibereien führen können und den Umgang miteinander erschweren.

- Die betroffenen Kinder haben Schwierigkeiten, Hilfe von den Eltern einzuholen.
- Beim Erzählen von der Schule werden Informationen nur auf konkrete Nachfrage weitergegeben, wobei die Antwort in der Regel sehr knapp ausfällt.
- Die Reihenfolge der Erlebnisse ist meist durcheinander. Sowohl die Ereignisse als auch die Personen werden mitunter nicht genau eingeführt. Um die Erzählung zu verstehen, sind deshalb viele Nachfragen nötig. Bei Konflikten gelingt es den betroffenen Kindern nicht zu erläutern, wie es ihnen geht und warum.
- Komplexe sprachliche Anforderungen fallen den Kindern besonders schwer, z. B. das Erklären von Spielregeln.
- Missverständnisse führen die Kinder in der Regel nicht auf ihre sprachliche Leistung zurück, sondern machen oft ihren Gesprächspartner dafür verantwortlich.
- Nicht wörtliche Äußerungen verstehen Kinder mit pragmatisch-kommunikativen Störungen wörtlich. Ironie und Sarkasmus verunsichern sie häufig.
- Bei Gesprächen am Tisch sprechen Kinder mit pragmatisch-kommunikativen Störungen entweder kaum oder sie dominieren das Gespräch und monologisieren. Neue Themen werden meist nicht eingeführt, laufende Unterhaltungen von dem Kind unterbrochen und auf ein Thema gelenkt, das es selbst interessiert.
- Höflichkeitsformen fallen den Kindern sehr schwer.

Die hier aufgeführten Auffälligkeiten in der Kommunikation sind mögliche Kennzeichen für Kinder mit pragmatisch-kommunikativen Störungen. Auch andere Erscheinungsformen sind möglich. In der Regel zeigen sich pragmatisch-kommunikative Störungen im häuslichen Umfeld eher milde. Eltern und Kinder haben nicht nur eine lange gemeinsame Geschichte und damit bei vielen Gesprächsthemen einen ähnlichen Wissenshintergrund, sondern sind auch an die gemeinsame Kommunikation gewöhnt und die Eltern sind auf die Bedürfnisse des Kindes eingestellt. Größere Probleme werden in fremden Kontexten deutlich. Aus diesem Grund treten pragmatisch-kommunikative Störungen gehäuft beim

Eintritt in die Schule zutage. Hier bestehen andere und komplexere kommunikative Anforderungen, an denen die Kinder dann scheitern.

Auswirkungen auf die Kommunikation mit Freunden und Peers

Die im vorangegangenen Kapitel beschriebenen Auswirkungen auf die Kommunikation zu Hause gelten in einigen Fällen auch für die Kommunikation mit Gleichaltrigen, insbesondere, wenn die Interakteure sich gut kennen. Im Folgenden sollen vor allem Aspekte skizziert werden, die für die Kommunikation mit Freunden/Peers gelten und somit auf Situationen verweisen, bei denen – wie beispielsweise in der Kita – eine ständig wechselnde Anzahl und ständig wechselnde Zusammensetzungen von Interaktionspartnern vorkommen.

- Generell: Schwierigkeiten in der Sprachverwendung sind vor dem Hintergrund und der Entwicklung in anderen Domänen (Motorik, Kognition, Wahrnehmung etc.) zu betrachten. So können auch deutliche Einschränkungen im Wortschatz, der Aussprache oder der auditiven Wahrnehmung die Interaktion gerade von Kindern untereinander massiv beeinträchtigen! Die Kinder zeigen Einschränkungen in der Gestaltung von Rollenspielen (u. a. Schwierigkeiten in der Emotionserkennung; eingeschränkte nonverbale Kommunikation, Einhaltung von Konventionen oder der getätigten Absprachen).
- Schwierigkeiten in der Kommunikation entstehen auch durch unangemessenen Rededrang – häufig auch in Verbindung mit eigenen Themen, die die Gespräche dominieren. Die Dialogfähigkeit wird durch die Sprunghaftigkeit in den Themen erschwert (unzureichende Einführung von Themen; Themenwechsel). Aufgrund eingeschränkter grundlegender Turn-Taking-Fähigkeit sind die Kinder weniger gut in der Lage, Interaktionsprozesse zu etablieren oder aufrechtzuerhalten.
- Mit zunehmendem Alter fallen auch unangemessene Präsuppositionen auf, da die Toleranz der Peers für die Mitteilung bereits bekannten Wissens („Das hast Du uns doch schon erzählt!") abnimmt. Der Wissensstand der Interaktionspartner wird falsch eingeschätzt, wodurch die Sinnentnahme für die Zuhörer deutlich erschwert wird. Notwendige Reparaturen (z. B. die Ergänzung des notwendigen Hintergrundwissens), die von erwachsenen Gesprächspartnern ggf. noch eingefordert werden, werden in der Peer-Interaktion seltener realisiert – das Gespräch wird abgebrochen.

Die beschriebenen Einschränkungen führen zu Störungen in der Kommunikation, die nachweislich zu eingeschränkten Peer-Beziehungen führen können. So können die betroffenen Kinder mangelnde Akzeptanz unter den Peers erfahren, indem sie negativer beurteilt werden als Gleichaltrige ohne entsprechende Schwierigkeiten. Dies kann zu einem negativen Selbstwertgefühl und zu negativer Eigenbeurteilung führen. Die Kinder wählen daraufhin häufiger ältere Kinder oder Erwachsene als Kommunikationspartner, da sich diese besser auf die Interaktionsschwierigkeiten einstellen können (Achhammer et al. 2016).

Auswirkungen auf schulisches Lernen

Pragmatisch-kommunikative Störungen beeinflussen die Leistungen in allen Unterrichtsfächern, weil Unterrichtsinhalte stets in Interaktionen zwischen Lehrpersonen und Lernenden oder in Peer-Interaktionen zwischen Lernenden vermittelt, erarbeitet und geübt werden. Dabei wirken sich sowohl rezeptive als auch produktive pragmatisch-kommunikative Störungen auf die Teilnahme an unterschiedlichen Gesprächsformaten im Unterricht aus (wie Teilnahme an Unterrichtsgesprächen, Erzählen, Berichten, Vortragen usw., wie in der Übersicht im Kapitel *Gespräche in der Schule/im Unterricht*, S. 27 veranschaulicht).

Beeinträchtigungen auf produktiver Seite wirken sich aus auf:

- *die Themenorientierung bzw. Themenbeibehaltung in Gesprächsbeiträgen* → Ist diese erschwert, hat das u. U. sachlich falsche oder unzureichende Antworten zur Folge. Dies wiederum hat Auswirkungen auf die Leistungsbeurteilung.
- *das Mitteilen relevanter Informationen* → In Gesprächsbeiträgen werden nebensächliche oder gänzlich irrelevante Informationen gegeben, die die Zuhöreraufmerksamkeit überstrapazieren und den Gesprächsverlauf in eine falsche Richtung lenken können. Gesprächskreise werden damit deutlich länger und für viele Lernende schwerer nachvollziehbar.
- *eine mangelnde Zuhörerorientierung* → Diese zeigt sich z. B. in unpassenden Reaktionen auf vorangegangene Äußerungen, fälschlich unterstelltem Vorwissen, „überflüssigen", bereits bekannten Informationen und inkohärenten, also zusammenhanglosen Äußerungen. Damit wird das Gelingen der unterrichtlichen Interaktion beeinträchtigt und in der Folge die Bearbeitung eines bestimmten Lernzieles bzw. Unterrichtsgegenstandes erschwert (Achhammer et al. 2016).

Beeinträchtigungen auf rezeptiver Seite wirken sich aus auf:

- *das Verständnis von Gesprächsbeiträgen anderer* → Ein eingeschränktes Verständnis der Gesprächsbeiträge anderer in Unterrichtsgesprächen zur Erarbeitung von Lerninhalten kann das Lernen nachhaltig beeinträchtigen, zu schlechten Schulleistungen führen und den Bildungserfolg insgesamt beeinflussen.

- *die Möglichkeit zur Inferenzziehung* → Für Schlussfolgerungen kann der gehörte sprachliche bzw. gelesene Kontext nicht ausreichend genutzt werden, sodass die Inferenzen nicht immer passend sind. Damit ist die Sinnentnahme aus mündlichen und schriftlichen Texten erschwert.
- *das Verstehen von Witzen und Ironie* → Die Fähigkeit, die Abweichung zwischen sprachlicher Äußerung und Kontext zu erfassen, ist beeinträchtigt (Achhammer et al. 2016).

Die Auswirkungen pragmatisch-kommunikativer Störungen auf schulisches Lernen werden besonders augenfällig, wenn man auch Lerninhalte betrachtet, die auf den ersten Blick nicht (primär) mit Sprache und sprachlichem Handeln assoziiert sind, wie z. B. die Zahlbegriffsentwicklung, das Erlernen von Zahlbeziehungen oder Rechenoperationen. Diese mathematischen Lerninhalte können nicht nonverbal oder rein durch Anschauungsmittel vermittelt werden. Denn erst in der Interaktion mit den anderen Lernenden und der Lehrperson lernt das Kind die (Zahl-)Vorstellungen anderer kennen, versprachlicht seine eigene Sicht und kann schließlich durch den Vergleich dieser beiden Sichtweisen das eigene mathematische Denken und Wissen weiterentwickeln. Können nun die Unterrichtsgespräche zu solchen Inhalten nicht verständlich und nachvollziehbar kommuniziert und/oder verstanden werden, beeinträchtigt dies in der Folge die mathematische Denk- und Wissensentwicklung (Schröder 2018a).

Neben diesen schulleistungsbezogenen Auswirkungen pragmatisch-kommunikativer Störungen sind aber auch die Peer-Interaktionen mit Mitschülern und Mitschülerinnen gleichermaßen gefährdet. Sie zeigen Schwierigkeiten in der Initiierung von Spielinteraktionen, im Umgang mit Konflikten und dem Verhandeln. Kinder mit pragmatisch-kommunikativen Störungen haben weniger soziale Erfolge, weniger Freundschaften und sind daher in besonderer Weise von sozialer Ausgrenzung bedroht. In der Folge zeigen Kinder mit pragmatisch-kommunikativen Störungen ein negatives Selbstwertgefühl und eine negative Eigenbeurteilung (Achhammer et al. 2016; Kannengieser 2015).

Pragmatisch-kommunikative Störungen in der Kita

Um Einschätzungen zu den pragmatisch-kommunikativen Fähigkeiten eines Kindes im Rahmen der Kita vornehmen zu können, kommen unterschiedliche diagnostische Methoden zum Einsatz. Der Schwerpunkt ist dabei die Beobachtung. Erst eine Beobachtung des Kindes in unterschiedlichen Situationen und mit unterschiedlichen Kommunikationspartnern erlaubt eine reliable und valide Einschätzung der pragmatisch-kommunikativen Fähigkeiten. Die Beobachtungen von Situationen in der Kita, die häufig Peer-to-Peer-Situationen darstellen, ergänzen dabei sehr gut die Beobachtungen von Bezugspersonen in familiären Situationen.

Beobachtungsmöglichkeiten

Pädagogische Fachkräfte in Kindertagesstätten haben die Aufgabe, die Entwicklung eines Kindes zu beobachten und zu dokumentieren.
Für die Strukturierung, Dokumentation und Auswertung beobachteter Fähigkeiten kann auf ganz unterschiedliche Beobachtungsmaterialien (z. B. Beobachtungsbögen, Einschätzskalen) zurückgegriffen werden, die in nachfolgender Tabelle 3 vorgestellt werden sollen.
Diese Verfahren richten sich in der Regel an pädagogische bzw. therapeutische Fachkräfte und verfolgen das Ziel, anhand von Skalen beschriebene pragmatisch-kommunikative Kompetenzen für das jeweilige Kind einzuschätzen. Das als Interview konzipierte pragmatische Profil (Dohmen et al. 2009) formuliert gezielt offene Fragen an die Bezugspersonen des Kindes, um qualitative Aussagen zum pragmatischen Entwicklungsstand zu generieren.

Tab. 3: Auswahl von Beobachtungsbögen für den Einsatz durch pädagogische Fachkräfte

Beschreibung	
Beobachtungsbogen für Pragmatische Fähigkeiten (BFP) (Schelten-Cornish et al. 2012)	
Zielgruppe: ab 1. Lebensjahr bis ins Schulalter	Einzelüberprüfung
Dauer: keine Angaben	Normierung: nein
Beobachtungsbogen mit Items zu den Bereichen: nonverbale Fähigkeiten, linguistische Fähigkeiten, kognitive Ressourcen, kommunikative Intentionen, Aufrechterhalten des Gesprächs, Anpassung an Zuhörer, Situation, Interaktionsverhalten der Bezugsperson	

Beschreibung	
Sprachentwicklung und Literacy bei deutschsprachig aufwachsenden Kindern (seldak) (Ulich und Mayr 2006)	
Zielgruppe: 4 Jahre bis Schuleintritt	Einzelüberprüfung
Dauer: keine Angaben; die Einschätzungen erfolgen anhand unterschiedlicher Beobachtungssituationen; ggf. werden auch Beobachtungen mehrerer Fachkräfte zusammengetragen	Normierung: ja
- Ziel: Einschätzung und Begleitung des individuellen Prozesses der sprachlichen Entwicklung und Bildung - Der Bogen umfasst zwei Teile mit Skalen zu verschiedenen Beobachtungssituationen - Für den Bereich Pragmatik/Kommunikation u. a.: Gesprächsrunden/Gruppendiskussionen; Bilderbuchbetrachtung in der Kleingruppe oder in der Situation Bezugsperson – Kind; Vorlesen/Erzählen; selbstständiger Umgang mit Bilderbüchern; Kinder als Erzähler; kommunikatives Verhalten in Gesprächssituationen	
Begleitende alltagsorientierte Sprachentwicklungsbeobachtung in Kindertageseinrichtungen (BaSiK) (Zimmer 2014)	
Zielgruppe: 1;0 – 3;5 Jahre (BaSiK U3); 3;0 – 6;11 Jahre (BaSiK Ü3)	Einzelüberprüfung
Dauer: ca. 20 bis 40 Min. (basierend auf Beobachtungen von 4 Wochen)	Normierung: ja
- Es liegen zwei verschieden Formen des Bogens vor: eine Version für Kinder bis einschließlich 3;5 Jahren (U3) und eine Version für Kinder von drei Jahren bis zum Schuleintritt (Ü3). - Die drei Grundbausteine des Bogens sind 1. Fragen zum Kind (persönliche Informationen; sprachliche Biografie), 2. Basiskompetenzen im Sinne von Vorausläuferfähigkeiten des Spracherwerbs sowie 3. Sprachbereiche (Sprachverständnis, semantisch-lexikalische Kompetenzen, phonetisch-phonologische Kompetenzen, prosodische Kompetenzen, morphologisch-syntaktische Kompetenzen, pragmatische Kompetenzen und Literacy). - Durchführung: Die Beobachtung und Dokumentation soll direkt im pädagogischen Alltag erfolgen und zielt auf die kontinuierliche Dokumentation der Sprachentwicklung eines Kindes. - Auswertung: Die je nach Beobachtungsbereich angegebenen Items sind in der Regel mit einer vierstufigen Likert-Skala von „trifft voll und ganz zu" bis „trifft noch nicht zu" versehen. Pro Item sind mehrere Bewertungsraster für aufeinanderfolgende Beobachtungszeitpunkte angegeben. Nach der Dokumentation kann sowohl eine qualitative als auch eine quantitative Auswertung vorgenommen werden.	

Möglichkeiten für die Förderung

Die Kindertagesstätte bietet vielfältige Möglichkeiten, Kinder beim Auf- und Ausbau ihrer pragmatisch-kommunikativen Fähigkeiten zu unterstützen. Gerade die vielfältigen Gruppensituationen stellen die Interaktion und den Dialog in den Fokus. Auch das altersübergreifende Arbeiten bietet vielfältige Anregungssituationen für die Kinder. Grundsätzlich bietet eine emotional entspannte und positive Atmosphäre eine wichtige Grundlage für die mündliche Interaktion, die sprachliche Hemmschwellen reduzieren kann. Eine Rückmeldung zu den sprachlichen Äußerungen eines Kindes kann durch unterschiedliche Modellierungstechniken geschehen – u. a. durch ein korrektives Feedback oder eine Alternativfrage. Beispielsweise könnte die pädagogische Fachkraft nach einer emotional nicht eindeutigen Rückmeldung eines Kindes diese aufgreifend formulieren: „Wenn Du sagst ‚gut' und dabei eher unzufrieden schaust, dann denkt Anne vielleicht, es gefällt Dir nicht so gut." Oder: „Wenn Du sagst ‚gut', meinst Du dann, dass es Dir wirklich ‚gut' gefällt oder eher ‚Es geht so'? Man konnte das nicht genau erkennen, da Du so unzufrieden geschaut hast."

Pädagogische Fachkräfte sollten weiterhin auf ironische Kommentare oder den Kindern unbekannte Metaphern verzichten, da Kinder im Vorschulalter generell noch Schwierigkeiten haben, diese korrekt zu verstehen. Es besteht die Gefahr, dass die Kinder die Äußerungen wörtlich nehmen und so verunsichert werden (z. B. „Das hast Du ja TOLL gemacht." Bei dieser ironisch gemeinten Äußerung weisen nur die nonverbalen Hinweise der Mimik und prosodische Informationen auf eine negative Äußerung hin).

Je nach ggf. notwendigem Unterstützungsbedarf können bestimmte Kompetenzen ganz gezielt gefördert werden. Die folgenden Hinweise bieten eine Orientierung für Gestaltungsmöglichkeiten im Rahmen der alltagsintegrierten Sprachbildung (vgl. Girlich et al. 2018):

- Schaffung vielfältiger und motivierender Sprechanlässe:
  - Dialoge stehen im Vordergrund der Interaktionen von Kindern untereinander und im Rahmen der Fachkraft-Kind-Interaktion.
  - Realisierung vielfältiger Sprechanlässe in ritualisierten Phasen (z. B. Erzählkreis, Morgenritual, Wochenbeginn/-ende).
- Gezielte Unterstützung kommunikativer Prozesse:
  - Die Kinder beim Initiieren und Aufrechterhalten von Gesprächen unterstützen.
  - Nach und nach Gesprächsregeln einführen und Feedback zu deren Einhaltung geben (hierzu gehören auch der Blickkontakt und das aktive Zuhören).
  - Die Kinder dazu ermutigen, bei Nichtverstehen nachzufragen.
  - Die Kinder zum Äußern und Begründen der eigenen Meinung ermuntern.

- Förderung von Rollenspielen:
  - Rollenspiele ermöglichen den Kindern vielfältige Erfahrungen im Sprachhandeln. Unterstützende Materialien bieten hierfür vielfältige Anregungen (hierfür ist es nicht notwendig, umfangreiche vorgefertigte Materialien für Als-ob-Situationen zur Verfügung zu stellen. So kann auch ein Baustein als „Goldschatz" oder „Schlüssel" zum Einsatz kommen!).
- Unterstützung der Verbalisierung von Gefühlszuständen:
  - Kann ich Gefühle von anderen Personen/Kindern erkennen?
  - Wie zeige ich meine Gefühle (Freude, Angst, Wut, Trauer, ...) nonverbal? Mit welchen Wörtern kann ich meine Gefühle beschreiben?
- Förderung der Erzählfähigkeit:
  - Erzählkreise bilden einen guten Rahmen für Erzählungen (im weiteren Sinne) einzelner Kinder. Im Mittelpunkt der Förderung steht die Motivation der Kinder sich mitzuteilen, zu erkennen, was für andere interessant und wichtig zu wissen ist und nicht so sehr die linguistische Gattung. Hier reichen auch schon kleinere Mitteilungen aus.
  - Für die Förderung des Erzählens im engeren Sinne fordern Sie die Kinder auf, von gemeinsam erlebten Ereignissen bei Ausflügen oder Festen zu erzählen (z. B. anhand von Fotos) oder von eigenen Erlebnissen außerhalb der Kita. Auch das Erzählen zu Bilderbüchern oder Fantasieerzählungen zu ungewöhnlichen Figuren und Gegenständen können motivierend sein. Achten Sie hierbei auf die notwendigen Rahmenbedingungen: Geben Sie den Kindern ausreichend Zeit zu überlegen und ihre sprachlichen Beiträge zu strukturieren, achten Sie auf Erzählankündigungen der Kinder, da diese noch sehr verhalten sein können, und ermöglichen Sie auch Rückfragen der Kinder.
  - Unterstützung des Erzählens im engeren Sinne, beispielsweise durch (selbst gemalte) Bilder oder Kamishibai (das ist ein Papiertheater mit selbst erstellten Kulissen und Stabpuppen, mit dem z. B. erlebte Begebenheiten, aber auch literarische Texte erzählt und nacherzählt werden können).
  - Lassen Sie sich eine begonnene Geschichte weitererzählen. „... Was könnte dann passiert sein?"
- Einbezug von Humor und Witz als Aspekte der Pragmatik:
  - Sprachspiele wie Reime, gerade auch unter Verwendung von Nonsens-Wörtern, bereiten Kindern Vergnügen. Dies kann vielfältig aufgegriffen werden.
  - Kinder beginnen im Vorschulalter mit dem Erzählen von Witzen, lassen allerdings manchmal entscheidende Informationen oder die Pointe aus. Oftmals scheint das Erlebnis des gemeinsamen Lachens wichtiger als die Pointe. Hier kann die Kindergruppe durch Metakommentare situationsgemäß entsprechend unterstützt werden.

Pragmatisch-kommunikative Störungen in der Schule

Beobachtungsmöglichkeiten und Diagnostik

Um pragmatisch-kommunikative Störungen in der Schule gezielt beobachten und diagnostizieren zu können, stehen grundsätzlich dieselben Verfahren zur Verfügung wie in der außerschulischen Sprachtherapie (s. Kapitel *Sprachtherapeutische Diagnostik*, S. 55). Nachfolgend werden die Verfahren aufgeführt, in denen entweder ein expliziter Schulbezug existiert, das Schulalter fokussiert wird und/oder Gruppen bei der Überprüfung berücksichtigt werden (siehe Tab. 4).

Tab. 4: Beobachtungsmöglichkeiten für pragmatisch-kommunikative Fähigkeiten im schulischen Kontext

Beschreibung	
Marburger Sprachverständnistest für Kinder (MSVK) (Elben und Lohaus 2000)	
Zielgruppe: Kindergartenkinder ab 5 Jahren und Erstklässler	Als Gruppenüberprüfung einsetzbar
Dauer: ca. 45 Min.	Normierung: Altersnormen (5 und 7 Jahre)
- Neben pragmatischen Fähigkeiten werden auch Verständnisleistungen auf Wort- und Satzebene überprüft - Für die pragmatischen Fähigkeiten werden personenbezogene Sprachzuordnungen (d. h. anhand einer sozialen Situation soll eine sprachliche Äußerung einer von mehreren abgebildeten Personen zugeordnet werden) und situationsbezogene Sprachzuordnungen (d. h. eine vorgegebene Aussage soll einer von mehreren sozialen Situationen zugeordnet werden, für die diese Aussage pragmatisch angemessen wäre) überprüft	
Curriculumbasierte Beobachtungskriterien für kommunikativ-pragmatische Kompetenzen im Grundschulalter (Sallat und Spreer 2014)	
Zielgruppe: 1.–4. Klasse	Einzelüberprüfung
Dauer: keine Angaben	Normierung: nicht vorhanden
Einschätzung der kommunikativ-pragmatischen Kompetenzen von Grundschülern anhand der Lernbereiche: - Sprechen und Zuhören: zu anderen sprechen, verstehend zuhören, szenisch spielen, über Lernen sprechen	

Beschreibung	
- Schreiben: Texte planen, schreiben, überarbeiten - Lesen – mit Texten und Medien umgehen: Leseerfahrungen, Texte erschließen - Sprache und Sprachgebrauch untersuchen: sprachliche Verständigung untersuchen	
Sprachentwicklung und Literacy bei Kindern (selsa) (Mayr et al. 2012)	
Zielgruppe: 1.-4. Klasse	Einzelüberprüfung
Dauer: keine Angaben	Normierung: Quartile, z.T. getrennt nach Klassenstufen, z.T. nach Geschlecht für alle 6 Sprachbereiche
- Teil I: Außerhalb des Unterrichts kann Sprachverhalten in folgenden Situationen gezielt beobachtet werden: strukturierte Gesprächsrunden, Vorlesen/Erzählen/Berichten, freie Gesprächssituationen unter Kindern, kommunikative Kompetenzen allgemein, spielerischer Umgang mit Sprache, Umgang mit Medien/Büchern, Hausaufgaben allgemein/schreiben/lesen, selbstinitiatives Schreiben/Lesen - Teil II: Sprachliches Wissen: Wortschatz, Grammatik, Sprechweise	

Im Folgenden werden die „Curriculumbasierten Beobachtungskriterien für kommunikativ-pragmatische Kompetenzen im Grundschulalter" von Sallat und Spreer (2014) näher vorgestellt, weil sich dieses Beobachtungsverfahren explizit auf schulische Inhalte bezieht und neben dem mündlichen Sprachgebrauch auch den schriftlichen berücksichtigt.
Die Curriculumbasierten Beobachtungskriterien basieren auf den Bildungsstandards im Fach Deutsch, die bundeslandübergreifend festgelegt sind, sodass der Bogen in unterschiedlichen Bundesländern eingesetzt werden kann. Die Bildungsstandards legen diejenigen Kompetenzen fest, die am Ende der 4. Grundschulklasse erworben sein sollen.
Die Curriculumbasierten Beobachtungskriterien umfassen die Lernbereiche Sprechen und Zuhören, Schreiben, Lesen und Sprache und Sprachgebrauch untersuchen. Für diese Lernbereiche wurden diejenigen Kompetenzen ausgewählt, die zu den pragmatisch-kommunikativen gehören.
Ziel der Curriculumbasierten Beobachtungskriterien ist es, den Ist-Stand des Kompetenzerwerbs in den Lernbereichen zu erfassen und bei wiederholtem Einsatz auch den Entwicklungsfortschritt zu überprüfen.
Beispielhaft wird hier der Bereich Sprechen und Zuhören herausgegriffen und die entsprechenden Kompetenzen dazu werden ausschnitthaft aufgeführt (siehe Tab. 5). Für eine komplette Darstellung siehe Sallat und Spreer (2014).

Tab. 5: Auszug aus den Curriculumbasierten Beobachtungskriterien für pragmatisch-kommunikative Kompetenzen (Sallat und Spreer 2014)

Ausgewählte Kompetenzen	Einschätzungen der Lehrperson
Lernbereich Sprechen und Zuhören	
Gespräche führen	- z. B. sich an Gesprächen beteiligen - gemeinsam entwickelte Gesprächsregeln einhalten
Zu anderen sprechen	- z. B. Sprechbeiträge und Gespräche situationsangemessen planen
Verstehend zuhören	- z. B. gezielt nachfragen
Szenisch spielen	- z. B. sich in eine Rolle hineinversetzen und sie gestalten
Über Lernen sprechen	- z. B. über Lernerfahrungen sprechen und andere in ihren Lernprozessen unterstützen

Für die gezielte Beobachtung der Erzählfähigkeiten soll im Folgenden ein Gruppenverfahren vorgestellt werden, das für den Einsatz mit Kindern mit Spracherwerbsstörungen im Schulalter zwischen 6 und 8 Jahren entwickelt und erprobt wurde: das Dortmunder Beobachtungsverfahren zur Interaktions- und Narrationsentwicklung für Kinder mit Sprachentwicklungsstörungen (DO-BINE SUM, Schröder et al. i. V.). Erzählanlass ist ein reales, standardisiertes Stuhlkreiserlebnis, in dem zwei Missgeschicke inszeniert werden. An dem Stuhlkreis können max. sechs Kinder teilnehmen, von denen drei Kinder anschließend in ihren Erzählfähigkeiten überprüft werden können. Direkt im Anschluss an das Stuhlkreisgeschehen werden die Kinder einzeln zu einer unbeteiligten Fachperson geschickt, der das Stuhlkreisereignis in einer standardisierten Erzählinteraktion erzählt werden soll. Die Auswertung erfolgt anhand des Transkripts zu den Erzählinteraktionen und standardisierter Auswertungskriterien. Schwerpunkte der Auswertung umfassen die interaktive Selbstständigkeit in der Initiierung, Aufrechterhaltung und im Abschließen des Erzählprozesses (globalstrukturelle Kompetenzen), die Nennung und Strukturierung der relevanten Inhalte zu dem Stuhlkreisereignis (globalsemantische Kompetenzen) sowie die Verwendung erzählspezifischer sprachlicher Formen zur Markierung und Verbindung von Inhalten (globalformale Kompetenzen). Ziele der Überprüfung sind eine differenzierte Erfassung der Erzählkompetenzen der Kinder, die Erstellung eines Erzählprofils und die Ableitung konkreter Förderziele.

Allgemeinpädagogische Förderung

Für eine allgemeinpädagogische Förderung der pragmatisch-kommunikativen Kompetenzen ist es zunächst einmal notwendig, Anlässe im Schulalltag, die diese Kompetenzen erfordern, zu erkennen und zu nutzen (Tab. 6).

Tab. 6: Beispiele für Anlässe zur Förderung pragmatisch-kommunikativer Fähigkeiten

Anlässe zur pragmatisch-kommunikativen Förderung in der Schule
Schulausflüge und **Klassenfahrten** bieten: ▪ vielfältige Gesprächsanlässe mit fremden und vertrauten Personen ▪ Anlässe zu Nachbesprechungen von Begebenheiten
Projekttage bieten Sprechanlässe ▪ in unterschiedlichen Gruppen ▪ und zu verschiedenen Themen
Feste in der Schule bieten unterschiedliche Sprechhandlungssituationen, z. B. ▪ Aufführungen ▪ Verkaufsstände
Berufsorientierung und **Berufsberatung** bieten Gesprächsanlässe z. B. in ▪ Rollenspielen ▪ Reflexionen über Berufswahl

Der nächste unablässige Schritt für die Förderung ist, diese Anlässe so vor- bzw. nachzubereiten, dass daraus strukturierte Förderangebote für pragmatisch-kommunikative Kompetenzen werden. Die alleinige Konfrontation mit diesen Gesprächsanforderungen reicht noch nicht für eine Förderung aus, wenn die Schülerinnen und Schüler pragmatisch-kommunikative Störungen zeigen.
Folgende Methoden sollen dabei helfen, eine Fördersituation zum Erwerb von Gesprächskompetenzen zu strukturieren (Kannengieser 2015). Förderziele sind dabei die folgenden Fähigkeiten: Dialoge initiieren, Gespräche aufrechterhalten, Sprecherwechsel einhalten, Perspektiven von Hörer und Sprecher einnehmen können und explizites Wissen über Gespräche und Dialogabläufe erwerben (siehe Abb. 6).

Metakommunikation: explizites Sprechen über metakommunikatives zur direkten Auseinandersetzung und vertieften Verarbeitung:
▪ Reflexion über Sprecherrollen und (angemessenes) sprachliches Verhalten ▪ Reflexion über die Wahl des Kommunikationspartners ▪ Reflexion über Gesprächsregeln
Bewusstes Üben von Dialogen und Gesprächen durch:
▪ Erarbeiten von Möglichkeiten der Digitalsteuerung anhand lebensweltnaher Situationen, z. B.: „Du möchtest gerne mit einem Kind aus der Nachbarklasse in der Pause spielen, wie fängst Du an?", „Du hast heute wenig Zeit für die Hausaufgaben, wie sagst Du das Deiner Lehrerin, ohne dass sie ärgerlich wird/ablehnt?" ▪ Spielerisches Einüben von Routinen in Gesprächen, wie „Hallo! Guten Tag!", „Wie viel kostet ...?", „Vielen Dank", „Tschüss", „Kann ich mitspielen?", „Willst Du mitspielen?" usw. ▪ Übertragung von geübten Gesprächsformen in den Alltag, wie z. B. telefonisch eine Auskunft erfragen (Öffnungszeiten oder Ticketpreise für den Zoobesuch usw.) ▪ Interviews ▪ Die Umwandlung eines vorliegenden Gesprächs ins Gegenteil, z. B. wird aus einer Bestätigung eine Ablehnung, aus einer Begrüßung eine Verabschiedung usw. ▪ Modifikation vorgegebener Gesprächsbeiträge, wobei sich die kommunikative Funktion nicht mitändern soll (z. B. verschiedene Äußerungen für Aufforderung, Bitte, Entschuldigung, Verabschiedung usw. finden)
Gesprächsverhalten der Schülerinnen und Schüler modellieren und unterstützen:
▪ Übungen zu Sprecherwechsel mit Gesten oder anderen Visualisierungshilfen ▪ (Deutliches) Modell zur Einhaltung von Sprecherwechsel-Regeln ▪ Initiative für Dialoge erarbeiten ▪ Gesprächssituationen mit klarem Dialogschema auswählen (Einkaufsituationen)

Abb. 6: Methoden zur Förderung pragmatisch-kommunikativer Fähigkeiten

Sprachtherapeutische Maßnahmen für den Unterricht

Zur Förderung pragmatisch-kommunikativer Fähigkeiten im Unterricht sind bereits verschiedene Materialien und Konzepte erarbeitet worden. Eine Übersicht findet sich bei Achhammer et al. (2016). Dort sind Materialien für die drei Therapiebereiche Kommunikationsverhalten und Gesprächsführung, Textverarbeitung und Textverständnis sowie Situations- und Kontextverhalten aufgeführt. Zusätzlich wird nach Alter und Fördersetting (Einzel- und Gruppensituation) unterschieden. Auch die jeweiligen Kapitel zur Kommunikation in Materialsammlungen aus dem Bereich der Verhaltenstherapie sind empfehlenswert:

- Fit for Life: Module und Arbeitsblätter zum Training sozialer Kompetenz bei Jugendlichen (Jugert et al. 2014)
- Training mit sozial unsicheren Kindern (Petermann und Petermann 2006)
- Sozialtraining in der Schule (Petermann et al. 2012)

Dortmunder Förderkonzept zur Interaktions- und Narrationsentwicklung (DO-FINE)

Für die spezifische sprachtherapeutische Intervention von Erzählfähigkeiten im schulischen Kontext steht das Verfahren DO-FINE zur Verfügung (Dortmunder Förderkonzept zur Interaktions- und Narrationsentwicklung, Schröder et al. 2014).

DO-FINE ist ein Gruppenförderkonzept für Kleingruppen von vier Schülerinnen und Schülern. Ziel der Intervention ist die Förderung der Erzählfähigkeiten auf der Grundlage der zuvor ermittelten Erzählprofile der Kinder (s. Kapitel *Beobachtungsmöglichkeiten und Diagnostik*, S. 44). Das Förderkonzept umfasst insgesamt neun Förderangebote. Ausgehend von der konkreten Handlung werden zunächst Thema, Orte und Requisiten mit den Lernenden erarbeitet und ggf. gestaltet (Förderangebot 1). Danach werden Rollen festgelegt, Rollen übernommen und sprachliche Handlungsmöglichkeiten für die Übernahme der Rollen eingeführt (Förderangebot 2). Etwas Besonderes, Unerwartetes (der Planbruch), das in der Handlung passieren soll, wird ausgedacht (Förderangebot 3). Danach erfolgt schrittweise eine kognitive Distanzierung von der Handlung, um eine Loslösung vom unmittelbaren Kontext zu erreichen. Denn Erzählen findet immer in einem anderen Kontext statt als das Erlebte selbst, bezieht sich also auf etwas, das im Hier und Jetzt nicht anwesend ist. Dazu wird zunächst die Beobachterrolle (Förderangebot 4) eingeführt, in der noch parallel zum Rollenspiel relevante Informationen versprachlicht werden. In einem weiteren Schritt der Distanzbildung wird dekontextualisiert erzählt (Förderangebote 5 und 7). Und schließlich werden über Reflexionen zur Erzählstruktur (Förderangebot 6 und Förderangebot 9) weitere systematische Schritte zur Herstellung dieser Distanzierung durchlaufen (Schröder 2018b) (siehe Tab. 7).

Tab. 7: Übersicht zu den 9 Förderangeboten nach DO-FINE zum Thema Zoobesuch

Förderangebot	Zielsetzungen und Methoden	Beispiel
1. Einführung von Personen, Orten, Gegenständen	- Aufbau des erforderlichen Nomenwortschatzes	Zoowärter, Zoobesucher, Gehege, Tiere, Futter usw.
2. Einführung von Handlungen, Rollenübernahme	- Aufbau des erforderlichen Verbwortschatzes, Agieren in Rollen, Rollentausch, Sprachmuster für die jeweiligen Rollen kennenlernen	Welche Personen gibt es im Zoo? (Tierwärter, Besucher, Kassierer) Was machen/ sagen sie?
3. Etablierung von Planbruch und Auflösung	- Entwickeln von Ideen zu Planbrüchen - Übernahme von Planbruch, emotionaler Bewertung und Auflösung in die bisherige Handlungsstruktur	Was könnte Lustiges, Aufregendes, Trauriges etc. im Zoo passieren?
4. Einführung der Außensicht durch eine Beobachterrolle	- Die Spielhandlung wird durch einen außenstehenden Beobachter kommentiert	Fachperson und danach ausgewählte Lernende versprachlichen relevante Inhalte parallel zum Spielgeschehen.
5. Modellhaftes Erzählen der Fachperson	- Die Fachperson bietet ein Modell für Erzählen - Eine uninformierte Person/Handpuppe dient als Zuhörer	Die Eule schläft tagsüber, möchte aber gerne von der Fachperson wissen, ob etwas im Zoo passiert ist.
6. Erarbeiten der Erzählstruktur	- Reflexion über die Erzählstruktur - Personifizierung der Strukturelemente durch Puppen	Drei Erzählwichte werden eingeführt: Der Wicht Ori fragt immer: „Wer war da? Wo war das?" Der Wicht Bruni fragt immer: „Was ist passiert? Was war das Besondere?" Der Wicht Alois fragt immer: „Wie ging es zu Ende?"

Förderangebot	Zielsetzungen und Methoden	Beispiel
7. Kinder erzählen – kontextunabhängige Erzählinteraktion	- Kinder übernehmen die Erzählerrolle - Ein uninformierter Zuhörer ist wieder erforderlich (s. 5.)	Die kleine Maus aus der Futterkiste des Elefanten möchte wissen, ob heute etwas Besonderes im Zoo passiert ist.
8. Dokumentation der eigenen Erzählung	- Kinder dokumentieren ihre Geschichte	Unterschiedliche Dokumentationsformen möglich, z. B. Skizzenbilder zu relevanten Inhalten an rotem Faden
9. Metareflexion	- Abstraktere Darstellung der Erzählstruktur über Symbole - Metasprachliche Reflexion anhand der Symbole	Drei Symbole für die Erzählstruktur, wie z. B. Fragezeichen für Einführung, erstauntes Gesicht für Planbruch und Daumen hoch oder Haken für Auflösung

Fallbeispiel 2 – Lena

Bezogen auf das Fallbeispiel von Lena (s. Kapitel *Woran erkenne ich pragmatisch-kommunikative Störungen, S. 23*), *empfiehlt es sich, die Förderangebote 1–5 umzusetzen. Mit DO-FINE ist es nämlich nicht erforderlich alle Förderangebote mit allen Kindern umzusetzen. Vielmehr kann eine Schwerpunktsetzung in der Auswahl der Förderangebote und ein mehrfaches Durchlaufen dieser Förderangebote zu unterschiedlichen Themen effektiver sein (siehe hierzu Schröder et al. 2014). Schwerpunkte in der Förderung mit Lena sind die Ausgestaltung einer Handlung mit verschiedenen Rollen, Requisiten usw. (Förderangebote 1 und 2), die Etablierung von Planbruch und Auflösung (Förderangebot 3) sowie die parallele Versprachlichung der relevanten Informationen während des Rollenspiels. Mithilfe dieser Förderangebote soll es Lena ermöglicht werden, die relevanten Informationen zu erkennen und zu benennen (globalsemantische Förderung) und ggf. Zusammenhänge zwischen den Handlungen zu erkennen. Somit kann Lena zunehmend selbstständig die wichtigen Informationen zu diesem Rollenspiel liefern und sie wird interaktiv selbstständiger (Förderung der globalstrukturellen Fähigkeiten). Das Modell der Lehrperson für eine Erzählung über das Rollenspiel soll Lena einen Ausblick auf noch zu erwerbende Kompetenzen bieten und eine Verbindung zwischen Handlung und Erzählen veranschaulichen.*

Therapie pragmatischer Fähigkeiten mit Improvisationstheater-Techniken (Therapie-PraFIT)

Mit Therapie-PraFIT steht ein Gruppenkonzept zur Verfügung, das explizit für die Therapie pragmatisch-kommunikativer Störungen entwickelt wurde und mit Methoden des Improvisationstheaters arbeitet. Das Konzept enthält insgesamt 36 Übungsformate, die in drei Ebenen aufgeteilt sind und die Therapiebereiche Kommunikationsverhalten und Gesprächsführung, Textverarbeitung und Textverständnis sowie Situations- und Kontextverhalten abdecken (siehe Tab. 8).

Tab. 8: Aufbau der Therapie-PraFIT

Ebene	Zielsetzung	Therapiebausteine	Therapiebereich
1	Eigen- und Fremdwahrnehmung	- Impuls geben/nehmen - Zusammenarbeit in der Gruppe - Wahrnehmung	Kommunikationsverhalten und Gesprächsführung
2	Sprachverwendung im Kontext	- Körpersprache - Emotion	Situations- und Kontextverhalten
3	Erzählfähigkeit	- Storytelling	Textverarbeitung und Textverständnis

Als Methode verwendet Therapie-PraFIT das improvisierte Rollenspiel. Hier steht die Zusammenarbeit in der Gruppe, das Annehmen und Weiterentwickeln von Ideen und Angeboten des Spielpartners sowie das Umsetzen des Offensichtlichen im Mittelpunkt (Achhammer 2014). Zur Umsetzung der Rollenspiele ist die Konzeption als Gruppenintervention erforderlich. Gleichzeitig bietet diese Rahmenbedingung den Kindern eine Teilnahme an altersgerechten sprachlichen Interaktionen. Der Grundgedanke des Improvisierens übt einen flexiblen Sprachgebrauch, der für die jeweilige Situation angemessen ist. Die Szenen sind deshalb nicht vorbereitet oder abgesprochen, sondern werden aus dem Stegreif durch die Zusammenarbeit der Spieler stets neu kreiert. Zusätzlich schafft die fehlerfreundliche Kultur des Improvisationstheaters eine geschützte Atmosphäre, die das Ausprobieren neuer sprachlicher Interaktionen fördert. Dies ist gerade für Kinder mit pragmatisch-kommunikativen Störungen, die wegen ihrer inadäquaten Redebeiträge häufig negative Rückmeldungen bekommen, eine wichtige Erfahrung.

Fallbeispiel 3 – Tobias

Aufgrund Tobias Schwierigkeiten bei der angemessenen Sprachverwendung und im Hinblick auf die bevorstehenden Schulpraktika werden in einer Kleingruppe Übungen aus dem Konzept Therapie-PraFIT durchgeführt. Nach mehreren Stunden, die vorbereitend das Zusammenspiel in der Gruppe (Ebene 1) zum Schwerpunkt hatten, steht nun die Vermittlung von Körpersprache, Mimik und Gestik anhand von Hoch- und Tiefstatus im Mittelpunkt. Beim Hochstatus wird körpersprachlich eine Figur dargestellt, die Respekt einfordert (z. B. König, Chef etc.). Dies wird anhand von großen raumgreifenden Bewegungen, langem Blickkontakt und langsamen, entspannten Bewegungen verdeutlicht. Der Tiefstatus ist das Gegenstück dazu und erweist dem Hochstatus Respekt. Dies wird dargestellt, indem wenig Raum eingenommen wird, der eigene Körper besonders im Gesicht häufig berührt wird und der Blickkontakt nur kurz gehalten wird (für eine ausführliche Beschreibung siehe Achhammer 2014).

In der nachfolgenden Tabelle 9 wird exemplarisch der Inhalt einer Übungseinheit (90 Minuten, 4 Teilnehmer) dargestellt.
Die dort genannten Übungsformate finden sich in Achhammer 2014 mit einer ausführlichen Beschreibung und Tipps zur Durchführung.
Sie sind mit einigen Ausnahmen auch für die Durchführung in der Einzelsituation geeignet. Auch wenn eine Gruppenintervention inhaltlich sinnvoll ist, ist die Gruppentherapie in der freien Sprachtherapiepraxis aufgrund des organisatorischen Mehraufwandes nicht die Regel. Hier werden üblicherweise Einzeltherapien durchgeführt. Zwar ist Therapie-PraFIT für Gruppeninterventionen konzipiert und viele der Übungsformate sind auch nur mit mehreren Kindern durchführbar (z. B. Klatschkreise). Einige Formate sind aber dennoch auf die Einzelsituation übertragbar.

Mit dem Konzept Therapie-PraFIT liegt ein evidenzbasiertes Verfahren vor. In einer Studie mit Kindern der dritten Klasse eines Sonderpädagogischen Förderzentrums konnten in der Lehrerbewertung positive Effekte gegenüber einer Kontrollgruppe bestätigt werden (Achhammer 2014).

Tab. 9: Exemplarische Therapieeinheit nach Therapie-PraFIT

Phase der Therapie	Inhalte
Begrüßung und Erzählrunde	Begrüßungsformen, Gesprächsführung, Zuhörerverhalten
Information über Stundeninhalt	Vorbereitung auf die Stundeninhalte
Warm-up	Übungsformat aus Ebene 1, abgestimmt auf den jeweiligen Stundeninhalt
Übung aus der jeweiligen Ebene	Übungsformat aus Ebene 2 (Körpersprache)
Anknüpfung an frühere Inhalte	Übungsformat aus Ebene 2, das bereits letzte Woche geübt wurde, aufgreifen und mit Inhalten des eben geübten Formats verbinden
Feedback und Verabschiedung	Rückmeldung, wie die Übungen gelaufen sind, welche Übungen nächste Woche durchgeführt werden. Verabschiedung

Pragmatisch-kommunikative Störungen in der Sprachtherapie

Sprachtherapeutische Diagnostik

Im deutschen Gesundheitssystem sind Sprachtherapeuten und Logopäden weisungsgebunden, das heißt, die Verordnung erfolgt durch einen Arzt, der die pragmatisch-kommunikative Störung diagnostiziert und für die Sprachtherapie eine sogenannte Heilmittelverordnung ausstellt. Ein eigener Indikationsschlüssel für pragmatisch-kommunikative Störungen existiert bislang nicht. In der Regel erfolgt die Behandlung im Rahmen des Indikationsschlüssels SP1 (Sprachentwicklungsstörungen).
Beim Erstkontakt mit der behandelnden Therapeutin finden ein Anamnesegespräch sowie die Befunderhebung statt. In einem persönlichen Gespräch werden hier Daten zur Sprachentwicklung, zu Risikofaktoren sowie zum familiären und psychosozialen Umfeld aufgenommen. Hier haben Eltern die Möglichkeit, ihre persönliche Situation, aber auch ihre Bedürfnisse und Anliegen einzubringen. Mitunter werden für die Erfassung aller relevanten Daten auch Anamnesebögen eingesetzt. Für Kinder mit Schwierigkeiten im Bereich der Pragmatik findet sich bei Achhammer et al. 2016 ein entsprechender Bogen.
Neben der Anamnese bietet das Erstgespräch auch die Möglichkeit zur Kontaktaufnahme mit dem betroffenen Kind. Bereits hier können wichtige Informationen über die pragmatischen Fähigkeiten gewonnen werden:

- Wie setzt das Kind Gruß- und Höflichkeitsformeln ein?
- Wie reagiert es auf direkte Fragen?
- Inwieweit kann es zum Anamnesegespräch beitragen und beispielsweise von der Schule oder den Freizeitaktivitäten erzählen?

Nach der Anamneseerhebung erfolgt in der Regel die Befunderhebung. Hierbei werden in einem ersten Schritt die sprachstrukturellen Fähigkeiten überprüft. Das heißt, die Fähigkeiten in den Bereichen Artikulation, Wortschatz sowie Satzbau werden untersucht. Dies kann über spezielle Sprachentwicklungstests oder auch über die Analyse der Spontansprache erfolgen. Die Ergebnisse dieser Untersuchung geben bereits wichtige Hinweise auf die spätere Ausrichtung der Therapie. So kann eine zugrunde liegende Sprachentwicklungsstörung Störungen im Bereich der Pragmatik zur Folge haben. Die Frage nach bereits früheren sprachtherapeutischen Behandlungen ist deshalb eine wichtige Information für die behandelnde Therapeutin. Auch wenn eine frühere Sprachentwicklungsstörung bereits erfolgreich therapiert wurde und in diesem Bereich inzwischen kein Handlungsbedarf mehr besteht, können die pragmatischen Auffälligkeiten damit in Verbindung stehen.

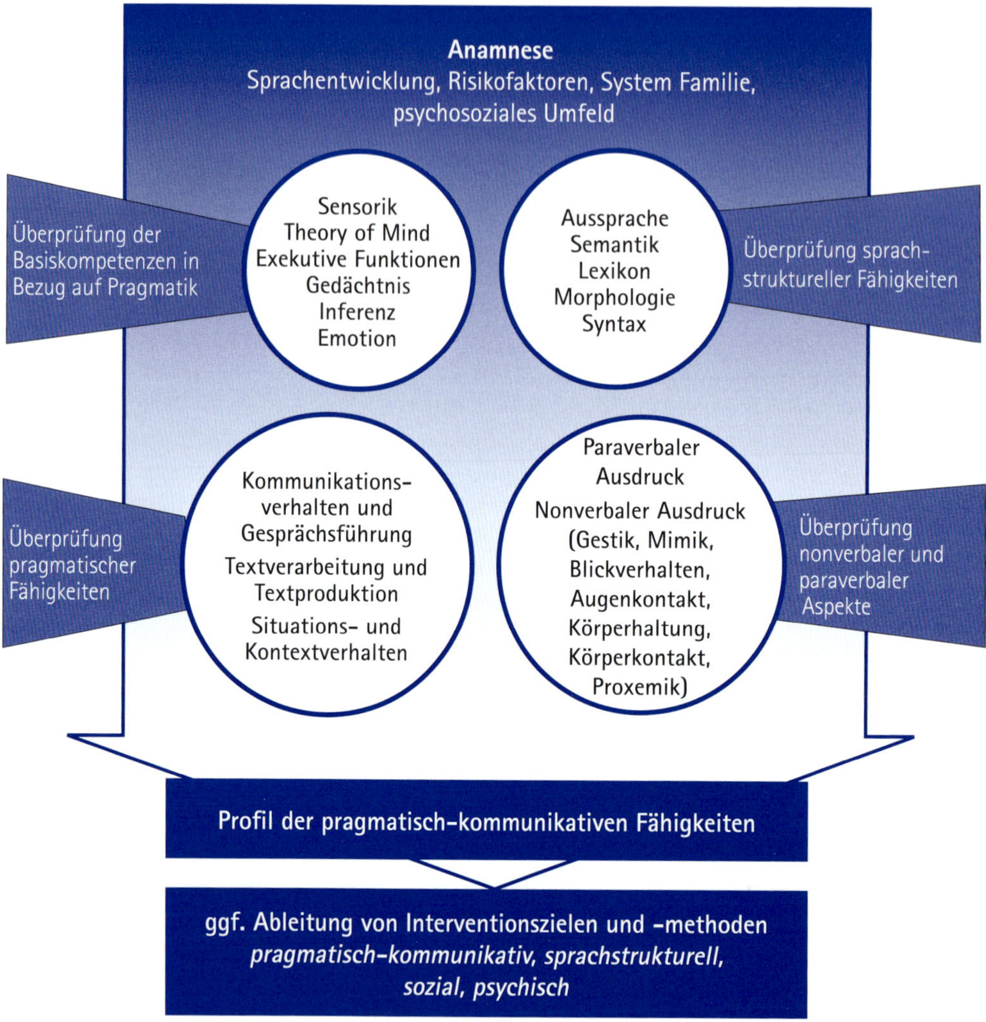

Abb. 7: Diagnostisches Vorgehen bei Verdacht auf pragmatisch-kommunikative Störungen

Im nächsten Schritt werden direkt die pragmatischen Fähigkeiten des Kindes überprüft. Untersucht werden sowohl das Verstehen und Erkennen als auch das Produzieren und das Anwenden verschiedener Teilaspekte. Im Fokus stehen dabei das Kommunikationsverhalten und die Gesprächsführung, die Textverarbeitung und Textproduktion (wobei mit Text auch längere mündliche Äußerungen gemeint sind) sowie das Verhalten in verschiedenen Situationen und Kontexten. Hierfür stehen unterschiedliche Verfahren zur Verfügung: Fragebögen, Beobachtungsbögen, Screeningverfahren, testdiagnostische Überprüfung, Spontansprachanalyse, Verhaltensbeobachtung, Interaktionsbeobachtung (für einzelne Verfahren s. Kapitel *Beobachtungsmöglichkeiten, S. 40f.*, und *Beobachtungsmöglichkeiten und Diagnostik*, S. 44ff.).

Da sich pragmatisch-kommunikative Störungen in verschiedenen Situationen unterschiedlich zeigen und auswirken können, ist die Befragung der Eltern ein wichtiger Bestandteil der Befunderhebung. In Einzelfällen kann auch die Befragung von wichtigen Bezugspersonen (Erzieher, Lehrer etc.) wesentlich und sinnvoll sein. In der Regel werden hierfür Fragebögen eingesetzt (Abb. 7).

Tab. 10: Diagnostische Verfahren für pragmatisch-kommunikative Störungen in der Sprachtherapie

<table>
<tr><th colspan="2">Beschreibung</th></tr>
<tr><td colspan="2">Screening der Erzählfähigkeit (Schelten-Cornish 2015)</td></tr>
<tr><td>Zielgruppe:
Vor- und Grundschulalter</td><td>Einzelüberprüfung</td></tr>
<tr><td>Dauer: ca. 20 Min.</td><td>Normierung: –</td></tr>
<tr><td colspan="2">Beurteilt werden eine Bildergeschichte und eine Startsatzgeschichte, die nach einer Anregung der Therapeutin zu Ende erzählt wird. Für beide Formen erzählen die Kinder je drei Geschichten. Diese werden anhand eines Einschätzbogens ausgewertet mit den Bereichen:
- Kohärenz
- Kohäsion
- Weitere Voraussetzungen des Erzählens</td></tr>
<tr><td colspan="2">Fragebogen zur Einschätzung der kindlichen Erzählfähigkeit (FEkE) (Achhammer 2014)</td></tr>
<tr><td>Zielgruppe:
1.-4. Klasse (Validierung für Klasse 3)</td><td>Einzelüberprüfung</td></tr>
<tr><td>Dauer: ca. 20 Min.</td><td>Normierung:
Vergleichswerte Klasse 3</td></tr>
<tr><td colspan="2">Die Kinder erzählen jeweils eine Bildergeschichte (z. B. Katzengeschichte aus der Patholinguistischen Diagnostik für Sprachentwicklungsstörungen) und eine Startsatzgeschichte (siehe Screening der Erzählfähigkeit). Die Therapeutin bewertet die Geschichten anhand eines Fragebogens mit den Bereichen
- Kohärenz
- Kohäsion
- Sonstiges</td></tr>
</table>

Beschreibung	
Children's Communication Checklist (CCC) (Spreen-Rauscher 2003)	
Zielgruppe: 7-9 Jahre	Einzelüberprüfung
Dauer: ca. 20 Min.	Normierung: englische Vergleichswerte
Fragebogen für Eltern oder enge Bezugspersonen, die das Kind länger als 3 Monate kennen; fünfstufige Ratingskala; einzuschätzende Aspekte: - Initiieren von Gesprächen - Kohärenz (z. B. bei der Erläuterung eines Spiels) - Gesprächsstereotypien - Verhalten im Gesprächskontext - Rapport (vertrauensvolle, von wechselseitiger empathischer Aufmerksamkeit getragene Beziehung)	
Pragmatisches Profil (Dohmen et al. 2009)	
Zielgruppe: 1.-4. Lebensjahr (Interview 1) 4.-10. Lebensjahr (Interview 2)	Einzelüberprüfung
Dauer: ca. 30-45 Min.	Normierung: –
Elterninterview mit unterstützenden Antwortkategorien - Kommunikative Intentionen ausdrücken (Bereich A) - Reaktion auf Kommunikation (Bereich B) - Kommunikationskontext (Bereich C)	
Marburger Sprachverständnistest für Kinder (MSVK) (Elben und Lohaus 2000)	
Zielgruppe: Kindergartenkinder ab 5 Jahren und Erstklässler	als Gruppenüberprüfung einsetzbar
Dauer: ca. 45 Min.	Normierung: Altersnormen (5 und 7 Jahre)
Zwei Untertests überprüfen den Bereich Pragmatik: - Personenbezogene Sprachzuordnung: Ein vorgegebener Satz ist einer von mehreren Personen auf einer Abbildung zuzuordnen - Situationsbezogene Sprachzuordnung: Eines von drei Bildern ist einem vorgegebenen Satz zuzuordnen (das Kind muss entscheiden, zu welcher der dargestellten Situationen dieser Satz am ehesten passt) - Überprüfung von Verständnisleistungen auf Wort- und Satzebene	

Beschreibung	
Sprachstanderhebungstest für Kinder im Alter zwischen 3 und 5 Jahren (SET 3-5) (Petermann 2016)	
Zielgruppe: Kinder von 3;0 bis 5;11 Jahren	Einzelüberprüfung
Dauer: ca. 15-20 Min. (Dreijährige); ca. 30-45 Min. (Vier- und Fünfjährige)	Normierung: ja
Das Verfahren enthält insgesamt 12 Untertests zu rezeptiven und expressiven Fähigkeiten. Für den Bereich Pragmatik-Kommunikation sind folgende Untertests relevant: - Emotionserkennung und Empathiefähigkeit (als Basiskompetenz der Pragmatik): Zuschreibung von Emotionen zu Bildkarten und Akteuren in vorgegebenen Geschichten - Eltern-Checkliste zur Einschätzung der Pragmatik	

Sowohl die Forschung als auch die Erfahrung in der praktischen Arbeit zeigen, dass eine Kombination verschiedener Verfahren zur umfassenden Erhebung von pragmatisch-kommunikativen Störungen zielführend ist (Gollsch und Scherf 2014).

Eine mögliche Kombination wird im Folgenden geschildert:

- Beobachtung der Interaktion des Kindes mit den Eltern und der Therapeutin beim Erstkontakt: Wie erfolgt die Kontaktaufnahme? Wie verhält sich das Kind in der Begrüßungssituation? Wie reagiert das Kind auf Fragen?
- Analyse einer Spielsituation (ggf. mit Videoaufzeichnung zur besseren Auswertung): bei kleineren Kindern Freispielsituation, bei größeren Kindern und Jugendlichen Regelspielsituation. Zur Auswertung kann der Beobachtungsbogen für Pragmatische Fähigkeiten (BFP) (s. Tab. 3, S. 40) als Auswertungshilfe herangezogen werden.
- Erhebung des Sprachverständnisses auf Textebene: beispielsweise Mäuschengeschichte zunächst vorlesen, dann nacherzählen lassen, zuletzt Fragen zur Geschichte beantworten lassen.
- Erhebung der Erzählfähigkeiten: anhand einer Bildergeschichte, Erlebniserzählung und einer Startsatzgeschichte.
- Befragung der Eltern und ggf. anderer Bezugspersonen: Children´s Communication Checklist für Eltern und evtl. Lehrer, Pragmatisches Profil als Elterninterview (s. Tab. 10, S. 58).

Sprachtherapeutische Intervention

Nach der Befunderhebung wird von der Sprachtherapeutin/Logopädin der Fokus der Behandlung festgelegt. Die Eltern und das Kind werden in die Festlegung der individuellen Therapieziele einbezogen und bezüglich häuslicher Übungen beraten. So kann der Schwerpunkt auf pragmatisch-kommunikativen, sprachstrukturellen oder auch sozialen Fähigkeiten liegen. Abhängig vom Alter des Kindes wird entsprechend eine eher indirekte (unbewusste) oder direkte (bewusste und reflexive) Vorgehensweise gewählt. In der Regel findet die Therapie einmal wöchentlich in der Sprachtherapiepraxis/Logopädiepraxis statt. Unter Umständen ist aber auch eine In-vivo-Therapie sinnvoll, bei der die Therapeutin mit dem Kind bestimmte Übungssequenzen in die nähere Umgebung verlegt, um dort unter echten Bedingungen im realen Alltag zu trainieren (z. B. Einkaufen beim Bäcker, Nach-dem-Weg-Fragen auf der Straße o. ä.). Des Weiteren wird entschieden, ob die Behandlung in Form einer Einzeltherapie oder als Gruppenintervention stattfindet. Im deutschsprachigen Raum ist in niedergelassenen Sprachtherapiepraxen die Einzeltherapie die Regel. Die Behandlung in Form einer Gruppentherapie ist gerade in freien Praxen mit einem organisatorischen Mehraufwand verbunden, der die Therapeuten vor große Herausforderungen stellt. Gerade bei pragmatisch-kommunikativen Störungen ist eine Gruppenintervention aber sehr sinnvoll. Hier stehen aufgrund der Gruppensituation neben den sprachlichen Fähigkeiten stets auch die sozialen Kompetenzen im Fokus. Durch die verschiedenen Gesprächs- und Interaktionspartner wird der Transfer in die reale Kommunikationssituation außerhalb des Therapiezimmers gefördert. So ist eine Ergänzung der Einzeltherapie durch eine Gruppenbehandlung oft sinnvoll.

Bei der Behandlung von pragmatisch-kommunikativen Störungen kann neben der Übungssequenz bereits der Rahmen der Stunde für die Umsetzung von Therapiezielen herangezogen werden. Dies wird an der Darstellung des Therapierahmens in Tabelle 11 deutlich. Sie zeigt den üblichen Ablauf einer 45-minütigen Therapiestunde. Da in der niedergelassenen Praxis die Kinder in der Regel von den Eltern oder anderen Bezugspersonen gebracht werden, nehmen diese häufig in den ersten Minuten an der Stunde teil und werden kurz vor Ende der Stunde zur Besprechung wieder hereingebeten. In der konkreten Übungsphase sind die Kinder jedoch ohne Eltern bei der Therapeutin.
Die Eltern können in diesen Minuten bei der Begrüßung und Verabschiedung, aber auch bei kurzen Besprechungen etc., gezielt in das therapeutische Handeln miteinbezogen werden. Sie können gerade bei der Begrüßung und Verabschiedung als Modell wirken. Werden zum Stundenende noch kurz Hausaufgaben oder Termine besprochen, so kann in dieser Situation die Zuhörerrolle des Kindes gezielt besprochen und geübt werden.

Tab. 11: Strukturierung einer Therapiestunde zu pragmatisch-kommunikativen Störungen

Therapierahmen zur Umsetzung von Therapiezielen bei Pragmatischen Störungen		
Therapierahmen ggf. mit Eltern	Begrüßung und Erzählen von Ereignissen Einführung in die Stunde	Einüben von Paarsequenzen und Höflichkeitsformen Einüben von Präsupposition, Kohärenz und Kohäsion Gesprächsführung, Zuhörerverhalten, Kompromissbildung
Übungssequenz in der Regel ohne Eltern	1. Strukturierte Übung 2. Strukturiertes Spiel 3. Freies Spiel	Je nach Therapieziel Inhalte aus den Therapiebereichen - Kommunikationsverhalten und Gesprächsführung - Textverarbeitung und Textverstehen - Situations- und Kontextverhalten
Therapierahmen ggf. mit Eltern	Besprechung von Organisatorischem (Termin, Hausaufgaben etc.) Verabschiedung	Vereinbarungen treffen, Gesprächsführung, Zuhörerverhalten, Kompromissbildung Einübung von Paarsequenzen und Höflichkeitsformen

So nehmen die Kinder im Therapierahmen das modellhafte Verhalten ihrer Eltern bei Paarsequenzen, Gesprächsführung und Höflichkeitsformen wahr. Die Eltern wiederum erfahren konkrete Therapieinhalte und können diese dann leichter in den Alltag übertragen. Die jeweiligen Therapieziele können in den Bereichen Kommunikationsverhalten und Gesprächsführung, Textverarbeitung und Textverstehen oder Situations- und Kontextverhalten liegen. Auch eine Kombination von Inhalten aus den Bereichen ist je nach Störungsschwerpunkt möglich. Mitunter liegen Störungen in anderen linguistischen Ebenen vor, sodass die Therapie der pragmatisch-kommunikativen Störung eventuell hinten angestellt wird. Gegebenenfalls ist aber auch eine Abwechslung verschiedener Therapieinhalte oder eine Kombination sinnvoll. Dies wird die behandelnde Therapeutin bei jedem Kind individuell festlegen.

Die konkreten Übungen finden in der Übungsphase statt. Wildegger-Lack (2011) empfiehlt hier folgenden Ablauf: Strukturierte Übung – Strukturiertes Spiel – Freies Spiel. Auch für die Behandlung von pragmatisch-kommunikativen Störungen empfiehlt sich diese Vorgehensweise, bei der schrittweise die inhaltliche Komplexität und die Flexibilität der Kommunikation gesteigert werden.

Therapiebereiche der pragmatisch-kommunikativen Störung

Als Therapieziele bei pragmatisch-kommunikativen Störungen gelten

- der Erwerb von kommunikativen Funktionen,
- der Erwerb von Gesprächskompetenzen,
- die Verbesserung der Verständnissicherung,
- die Verbesserung des pragmatischen Verstehens.

Außerdem stehen das Erzählverhalten, die soziale Interaktion sowie die sprachliche Angemessenheit und ein angemessenes Zuhörerverhalten im Fokus. Eine detaillierte Aufführung der Therapieinhalte findet sich bei Achhammer et al. 2016. Hier sind die Therapieinhalte in die Bereiche Kommunikationsverhalten und Gesprächsführung, Textverarbeitung und Textverständnis sowie Situations- und Kontextverhalten untergliedert. In der Ausführung von Achhammer et al. (2016) ist eine konkrete Unterscheidung von rezeptiven Fähigkeiten (Verstehen/Erkennen) und produktiven Fähigkeiten (Produzieren/Anwenden) vorgenommen (siehe Tab. 12).
Eine Auflistung mit möglichen Therapieansätzen, Spielen und Materialien für die drei Therapiebereiche findet sich in Achhammer et al. (2016). Dort ist zusätzlich angegeben, für welches Setting (Einzel- oder Gruppentherapie) und für welches Alter die Materialien geeignet sind.

Tab. 12: Therapieinhalte bei pragmatisch-kommunikativen Störungen

Kommunikationsverhalten und Gesprächsführung	Textverarbeitung und Textverständnis	Situations- und Kontextverhalten
- Gesprächs- und Diskursregeln - Turn-Taking - Zuhörerverhalten - Sprachverstehen und Reparaturen - Nicht wörtliche Rede	- Präsupposition - Inferenzen - Erzählfähigkeit mit Kohärenz und Kohäsion - Mündliche und schriftliche Texte	- Nonverbale Mittel - Kontexthinweise verstehen - Perspektivübernahme - Höflichkeitsformen - Flexibilität in der Kommunikation - Verstehen von sozialen Rollen und Beziehungen

Therapieschwerpunkte zum Fallbeispiel 1 – Franziska (s. Seite 22)

Wie im Kapitel „Woran erkenne ich pragmatisch-kommunikative Störungen" geschildert zeigt Franziska Probleme beim Turn-Taking, beim Themenmanagement sowie beim Blickkontakt. Für die Therapie werden deshalb Inhalte der Therapiebereiche Kommunikationsverhalten/Gesprächsführung sowie Situations- und Kontextverhalten gewählt. Im Fokus steht zunächst die Erarbeitung eines stabilen Blickkontaktes (Bereich Situations- und Kontextverhalten) (siehe Tab. 13).

Tab. 13: Therapieschwerpunkte für das Fallbeispiel 1 – Franziska

1. Strukturierte Übung	
Zielsetzung: Etablieren des Blickkontaktes	Beispielhafte Umsetzung Karten mit vier Grundemotionen (Angst, Wut, Trauer, Freude) aus dem Spiel „Alle meine Gefühle" (Kosmos) Die Emotionen auf den Karten werden besprochen und die mimische Umsetzung erklärt und im Spiegel kontrolliert. Um die Emotion im Gesicht ablesen zu können, wird Blickkontakt aufgenommen. Franziska und die Therapeutin erhalten verdeckt je 6 Karten. Nun stellt abwechselnd jede die Emotion, die auf der obersten Karte (für den anderen nicht sichtbar) abgebildet ist, mimisch dar. Die andere soll die gezeigte Emotion „erraten", anschließend wird anhand der Karte und ggf. mit einem Spiegel kontrolliert.
2. Strukturiertes Spiel	
Zielsetzung: Festigen des Blickkontaktes im Spiel	Beispielhafte Umsetzung Sobald der Blickkontakt etabliert ist, wird im nächsten Schritt das Spiel „Alle meine Gefühle" gespielt. Hier kommt nun der passende Würfel zum Einsatz. Um den Blickkontakt weiter zu festigen, werden die Regeln adaptiert. Es würfelt die jeweils andere verdeckt die Emotion, die zu suchen ist, und stellt sie mimisch dar. Ist die Emotion korrekt erkannt, darf auf dem Bild eine Situation gesucht werden, die das Gefühl abbildet.
3. Freies Spiel	
Zielsetzung: Flexiblerer Einsatz des Blickkontaktes	Beispielhafte Umsetzung Zum Ende der Übungsphase wünscht sich Franziska üblicherweise das Kaufladenspiel. Heute werden die „Regeln" geändert. Da die Einkäuferin Halsweh hat, kann sie nicht bestellen. Franziska als Verkäuferin muss ihre Waren anbieten und am Gesicht der Therapeutin ablesen, ob die Ware gewünscht ist oder nicht.

Wie können Eltern ihr Kind mit pragmatisch-kommunikativen Störungen zu Hause fördern?

Beispiele für Gesprächsanlässe zu Hause und unterwegs

Im Alltag bieten sich vielfältige Anlässe, mit den Kindern ins Gespräch zu kommen bzw. sie zu Gesprächen mit anderen zu motivieren:

Rollenspiele – und vor allem das hierbei zum Einsatz kommende Material – haben einen hohen Aufforderungscharakter hinsichtlich der Interaktion/Kommunikation. Sie sind auch zu Hause in vielfältigen Situationen möglich – entweder direkt oder aber über z. B. Playmobil- oder Lego-Figuren, Puppentheaterfiguren usw. Beispiele hierfür sind:

- Bezugspersonen sitzen am Esstisch und das Kind agiert als Kellnerin
- Kinder übernehmen die Rolle ihres Wunschberufs und agieren entsprechend (als Ärztin, Pilotin, Lehrerin etc.)
- Kinder spielen ein Märchen nach (inkl. Aushandeln der einzelnen Rollen)
- Kinder spielen Handlungen ihrer Bücher-, Serien- oder Filmhelden nach

Auch kleine Kinder können bereits am Telefon kommunizieren (z. B. mit der Oma). Hier können Metakommentare der Bezugspersonen z. B. das Turn-Taking unterstützen. Benutzt man Videoanrufe, kann dies noch entsprechend ausgebaut werden.

Bei **Gesellschaftsspielen** oder Spielen generell können Kinder die Regeln nochmals für alle wiederholen bzw. sich in den Prozess des Aushandelns einbringen (wie oft darf wer werfen etc.?)

In **Einkaufsituationen** können Kinder auch einzelne Sequenzen übernehmen, indem sie selbst ihre Wahl im Eisladen formulieren. Je nach Situation ist dies natürlich auch beim Kaufen der Chips für eine Karussellfahrt oder beim Bezahlen des Eintritts im Freibad möglich.
Bereits das Sich-Trauen, Fragen in den unterschiedlichsten Settings zu stellen, kann durch Bezugspersonen unterstützt werden. So können Formulierungshilfen gegeben werden oder die Eltern fungieren als Modell und beginnen etwas nachzufragen.

Gesprächsanlässe bieten auch die **Gestaltung der Einladungskarten** für die Kindergeburtstagsfeier oder deren gewünschte Ausgestaltung sowie das gemeinsame Verabreden zur Gestaltung des bevorstehenden Wochenendes oder der nächsten Ferien.

Bücher und Spiele, die Gefühle thematisieren

Eine Möglichkeit, um schon mit kleinen Kindern Emotionen zu thematisieren, ist das ansprechend gestaltete Bilderbuch „Heute bin ich" von Mies van Hout (aracari-Verlag, 2012). Die bunt gezeichneten Fische stellen jeweils ein anderes Gefühl dar. Der eigenen Kreativität sind hier keine Grenzen gesetzt und die farbigen Seiten laden ein, immer wieder neu über Gefühle zu sprechen.
Auch das Buch „Freunde" (aracari-Verlag, 2012) von der gleichen Autorin bietet eine gute Möglichkeit, über verschiedene Gefühle innerhalb von Freundschaften zu sprechen. Unterschiedliche, farbig gezeichnete Tiere zeigen verschiedene Aspekte einer Freundschaft – von Spielen über Streiten bis hin zur Versöhnung.
Für größere Kinder und Jugendliche ist das Spiel „hab's! Emotion" (Valina) empfehlenswert. Auf kreisrunden Fotos sind verschiedene Emotionen dargestellt, wobei die Karten aus zwei Teilen bestehen – einem inneren Kreis und einem äußeren Ring. Es gilt, die Emotion zu erkennen und die zusammengehörenden Teile zu finden. Mithilfe der realistischen Darstellungen können Gefühle besprochen werden.

Spiele, um Informationen an den Zuhörer anzupassen

Bei vielen bekannten Spielen geht es darum, dass bestimmte Begriffe dem Zuhörer erklärt werden und dieser den gesuchten Begriff möglichst schnell erraten soll. Das Spiel „Tabu" (Parker) hat hierzu nur das gesprochene Wort als Hilfestellung. „Activity®" (Piatnik) nutzt darüber hinaus noch andere Möglichkeiten der Erläuterung wie Pantomime oder Zeichnen. Für beide Spiele gibt es jeweils Versionen, die auch für Kinder gut geeignet sind. Bei Haba sind ähnliche Spielformate als Taschenspiel erhältlich („Pantomime"). „Wer bin ich?" von Haba – auch als Partyspiel bekannt – übt dabei Ja-/Nein-Fragen, um den gesuchten Begriff zu erraten. Eine etwas anspruchsvollere Version davon sind die „black stories" (moses), bei denen ein bestimmter Tathergang anhand von Ja-/Nein-Fragen zu erraten ist.

Sprichwörter

Eine unterhaltsame Sammlung unterschiedlicher Sprichwörter aus aller Welt findet sich in dem Buch „Das Eichhörnchen ist zwar recht klein ..." von Axel Scheffler (Belz, 2014). Die Sprichwörter sind verschiedenen Lebensbereichen zugeordnet, liebevoll illustriert und laden ein zu besprechen, welche Bedeutung dahintersteckt und wie das in anderen Sprachen ausgedrückt wird.

Geschichten und Bücher, die zum Erzählen anregen

- Bilderbücher ohne Worte, z. B. „Gute Nacht, Gorilla!" von Peggy Rathmann (20. Auflage 2018, Moritz Verlag), „Die Torte ist weg: Eine spannende Verfolgungsjagd" von Thé Tjong-Khing (13. Auflage 2017, Moritz Verlag), „Was war hier bloß los?: Ein geheimnisvoller Spaziergang" (7. Auflage 2016, Beltz & Gelberg)
- Bilderbücher, die nur den Höhepunkt/Planbruch darstellen, z. B.: „Wie geht's weiter?: Bilder & Geschichten zum Weiterspinnen" von Andreas Röckener (5. Auflage 2016, Moritz Verlag)
- „Verkehrte Welt"-Bilderbücher stellen lauter „Planbrüche" dar und eignen sich daher hervorragend, um sich kleine Geschichten einfallen zu lassen, wie es dazu kam oder was nun Lustiges mit den „verkehrten" Dingen passieren kann. Z. B.: „Da stimmt doch was nicht! Ein Suchspaß-Wimmelbuch" von Ralf Butschkow (8. Auflage 2011, Baumhaus Taschenbuch)

Für das Erfinden eigener (Fantasie-)Geschichten werden keine speziellen Materialien benötigt. Hier kann alles zum Einsatz kommen, was zu Hause oder in der Einrichtung vorhanden ist. Gerade die alltagsuntypische Kombination von Gegenständen kann die Fantasie anregen und lädt zum Experimentieren mit den Dingen ein. Neben typischen Handlungsabläufen können dann auch „Planbrüche" erdacht werden – und schon ist die Fantasiegeschichte in vollem Gange.

Glossar

Deixis	Unter Deixis versteht man lexikalische und grammatische Mittel, durch die Äußerungen auf räumlich-zeitliche Situationen bezogen werden.
Diskurs	Diskurse sind abgetrennte Einheiten in Gesprächen mit eigener Struktur und spezifischem Inhalt, die gemeinsam von mehreren Teilnehmenden etabliert werden und einen deutlichen Zusammenhang zwischen den Gesprächsbeiträgen aufweisen, sodass übersatzmäßige Einheiten entstehen.
Erzählen	Erzählen im weiteren Sinne umfasst verschiedene Diskursformen wie Berichten, Beschreiben, Schildern, z. T. auch Aneinanderreihungen von Mitteilungen. Es wird als unspezifischer Oberbegriff verwendet. Erzählen im engeren Sinne ist definiert als eine spezifische Diskurseinheit, die sich auf ein singuläres Ereignis in der Vergangenheit bezieht, etwas Unerwartetes beinhaltet, das deutlich emotional markiert wird. Erzählen in diesem Sinne wird gemeinsam von Erzähler und Zuhörer durch mehrere aufeinanderfolgende Züge etabliert und ist damit übersatzmäßig konstruiert.
Exekutive Funktionen	Exekutive Funktionen sind Prozesse der Verhaltenskontrolle (geistige Funktionen), die notwendig sind, um ein mental repräsentiertes Ziel zu fokussieren bzw. das eigene Verhalten unter Berücksichtigung der Bedingungen der Umwelt zu steuern.
Implikaturen	Implikaturen beschreiben Informationen, die nicht explizit geäußert werden, jedoch intendiert sind, sodass der Hörer aus dem Gesagten Rückschlüsse ziehen muss.
Inferenz	Das Erkennen von Inferenzen bezieht sich auf das Verstehen von impliziten, in Texten nicht explizit aufgeführten Informationen.
Kohärenz	Die Kohärenz beschreibt den inhaltlichen Zusammenhang eines Textes (Texttiefenstruktur).
Kohäsion	Die Kohäsion beschreibt den sprachlichen Zusammenhang der Sätze einer Äußerung/eines Textes und damit die Oberflächenstruktur.
Kommunikation	Als Kommunikation lassen sich alle Formen zwischenmenschlicher, wechselseitiger Verständigung bezeichnen, bei der bewusst oder unbewusst Informationen durch Zeichen/Symbole (sprachlich und nichtsprachlich) übermittelt werden.
Metaphern	Metaphern sind bildhafte Ausdrücke, die die Eigenschaften von Dingen neu beschreiben (übertragen) und ggf. zu anderen Interpretationen des Kontextes führen. Sie sind somit durch die fehlende Übereinstimmung zwischen Referenz und Prädikation gekennzeichnet.

Paraverbal	Paraverbal bezieht sich – abgrenzend von verbaler und nonverbaler Kommunikation – auf die stimmliche und prosodische Realisierung gesprochener Sprache (vgl. Prosodie).
Pragmatik	Die Pragmatik als Teilgebiet der Sprachwissenschaft beschäftigt sich mit der kontextangemessenen Sprachverwendung.
Präsupposition	Präsuppositionen bezeichnen das Bewusstsein für die Schnittmenge des Hintergrundwissens zwischen den Kommunikationspartnern (gemeinsames vs. unterschiedliches Hintergrundwissen).
Propriozeption	Propriozeption beschreibt die Tiefensensibilität und damit die Wahrnehmung von Lage, Bewegung und Haltung des Körpers im Raum.
Prosodie	Prosodie beschreibt WIE etwas gesagt wird und umfasst die Merkmale Tonhöhe, Lautstärke, Lautdauer und Pause. Je nachdem, wie diese vom Sprecher eingesetzt werden, entsteht die Sprechgeschwindigkeit, die Akzentsetzung, die Intonation und der Rhythmus des Sprechens. So kann durch die Intonation beispielsweise ein Fragesatz „Du kommst mit?" in einen Ausrufesatz mit den gleichen Wörtern verwandelt werden: „Du kommst mit!".
Proxemik	Proxemik als Teil der nonverbalen Kommunikation beschreibt das Raumverhalten und die Raumnutzung von Individuen sowie die Distanz, die zwei Individuen zueinander einnehmen.
Reparaturen	Reparaturen sind alle Handlungen, bei denen Gesprächsteilnehmer Äußerungen/Äußerungsteile selbst- oder fremdinitiiert so verändern, dass Verständnisschwierigkeiten in der Konversation behoben werden.
Sprechakte	Man unterscheidet direkte Sprechakte (wörtliche Äußerung – im Wortlaut gemeint) und indirekte Sprechakte (Äußerungen, in denen der Sprecher seine Absicht nicht direkt oder offen zum Ausdruck bringt – z. B. Implikaturen, Metaphern).
Theory of Mind	Der Begriff „Theory of Mind" umfasst alle alltagspsychologischen Konzepte zur Zuschreibung mentaler Zustände von uns selbst oder von anderen. Damit verbunden ist ein Verständnis für Bewusstseinsvorgänge (Gefühle, Bedürfnisse, Ideen, Absichten, Erwartungen und Meinungen) in anderen Personen oder der eigenen Person.
Turn-Taking	Turn-Taking bezeichnet die Organisation des Sprecherwechsels in Gesprächen und sonstigen Dialog- und Kommunikationssituationen.

Literaturverzeichnis

Achhammer, Bettina (2014): Förderung pragmatisch-kommunikativer Fähigkeiten bei Kindern. Konzeption und Evaluation einer gruppentherapeutischen Intervention mit Methoden des Improvisationstheaters. Dissertation. Hg. v. LMU München. München. Online verfügbar unter http://edoc.ub.uni-muenchen.de/17207/.

Achhammer, Bettina (2015): Pragmatische Leistungen von Regelschulkindern und Kindern des Sonderpädagogischen Förderzentrums. In: Praxis Sprache 60 (1), S. 5–12.

Achhammer, Bettina; Büttner, Julia; Sallat, Stephan; Spreer, Markus (2016): Pragmatische Störungen im Kindes- und Erwachsenenalter. 1. Aufl. Hg. v. Norina Lauer und Dietlinde Schrey-Dern. Stuttgart: Georg Thieme Verlag (Forum Logopädie).

Achhammer, Bettina; Kölliker-Funk, Meja (2017): Störungen der Pragmatik. In: Julia Siegmüller und Hendrik Bartels (Hg.): Leitfaden Sprache Sprechen Stimme Schlucken. 5. Aufl. München: Urban & Fischer, S. 104–110.

Albers, Timm (2009): Sprache und Interaktion im Kindergarten. Eine quantitativ-qualitative Analyse der sprachlichen und kommunikativen Kompetenzen von drei- bis sechsjährigen Kindern. Bad Heilbrunn: Klinkhardt (Klinkhardt Forschung).

Austin, John L. (1962): How to do things with words. The William James Lectures delivered at Harvard University in 1955. 2. Aufl. London: Oxford University Press (Oxford Paperbacks).

Bittner, Dagmar (2013): Grammatische Entwicklung. In: Svenja Ringmann und Julia Siegmüller (Hg.): Handbuch Spracherwerb und Sprachentwicklungsstörungen. Schuleingangsphase. München: Urban & Fischer, S. 51–76.

Dannenbauer, Friedrich Michael (2000): Sprachwissenschaftliche Grundlagen. In: Manfred Grohnfeldt (Hg.): Lehrbuch der Sprachheilpädagogik und Logopädie, Bd. 1. Stuttgart, Berlin, Köln: Kohlhammer (Band 1), S. 116–168.

Dohmen, Andrea; Dewart, Hazel; Summers, Susie; Skordi, Athina (2009): Das pragmatische Profil. Analyse kommunikativer Fähigkeiten von Kindern [mit dem Plus im Web; Zugangscode im Buch]. 1. Aufl. München: Elsevier Urban & Fischer.

Drick, Astrid (2015): Sprachförderung im Kindergarten. Hohengehren: Schneider Verlag.

Ehlich, K. (1983). Alltägliches Erzählen. In: Willy Sanders, Klaus Wegenast (Hrsg). Erzählen für Kinder - Erzählen von Gott. Stuttgart: Kohlhammer, S. 128-150.

Elben, Cornelia Ev; Lohaus, Arnold (2000): MSVK – Marburger Sprachverständnistest für Kinder. Göttingen: Hogrefe.

Eriksson, Brigit (2015): Bildungsstandards für die Grundschule. In: Michael Becker-Mrotzek (Hg.): Mündliche Kommunikation und Gesprächsdidaktik. 3., unveränderte Aufl. Baltmannsweiler: Schneider Verlag Hohengehren (Deutschunterricht in Theorie und Praxis, DTP; Handbuch zur Didaktik der deutschen Sprache und Literatur in elf Bänden/hrsg. von Winfried Ulrich; Band 3), S. 144–159.

Falkai, Peter; Wittchen, Hans-Ulrich; Döpfner, Manfred (Hg.) (2015): Diagnostisches und statistisches Manual psychischer Störungen DSM-5. American Psychiatric Association. Göttingen: Hogrefe.

Garvey, Catherine (1984): Children's talk. Cambridge, Mass.: Harvard University Press (The Developing child).

Garvey, Catherine; Berninger, Ginger (2009): Timing and turn taking in children's conversations 1. In: Discourse Processes 4 (1), S. 27–57. DOI: 10.1080/01638538109544505.

Girlich, Sarah; Jurleta, Robert; Spreer, Markus (2018): Sprachliche Bildung und Sprachförderung in der Kita. Hg.: Deutsche Gesellschaft für Sprachheilpädagogik e.V. (dgs). Berlin. Online verfügbar unter https://www.dgs-ev.de/index.php?id=721.

Glück, Christian W. (2007): Pragmatische Störungen bei Kindern und Jugendlichen. In: Hermann Schöler und Alfons Welling (Hg.): Sonderpädagogik der Sprache. Göttingen: Hogrefe (Handbuch Sonderpädagogik, 1), S. 247–253.

Glück, Christian W.; Spreer, Markus (2015): Zur Bildungsrelevanz semantisch-lexikalischer Störungen. In: Sprache Stimme Gehör 39, S. 81–85.

Glück, Helmut (2010): Kontext. In: Helmut Glück (Hg.): Metzler-Lexikon Sprache. 4., aktualisierte und überarb. Aufl. Stuttgart, Weimar: Metzler, S. 360.

Gollsch, J.; Scherf, L. (2014): Vergleich dreier Diagnostikinstrumente zur Erfassung kommunikativ-pragmatischer Auffälligkeiten bei Kindern. Unveröffentlichte Masterarbeit. Ludwig-Maximilians-Universität München. München.

Grimm, Hannelore; Weinert, Sabine (2002): Sprachentwicklung. In: Rolf Oerter und Leo Montanda (Hg.): Entwicklungspsychologie. 5., vollst. überarb. Aufl. Weinheim [u.a.]: Beltz, PVU (Lehrbuch), S. 517–550.

Hausendorf, Heiko; Quasthoff, Uta (2005): Sprachentwicklung und Interaktion. Radolfzell: Verlag für Gesprächsforschung.

Jugert, Gert; Rehder, Anke; Notz, Peter; Petermann, Franz (2014): Fit for Life. Module und Arbeitsblätter zum Training sozialer Kompetenz für Jugendliche. 10. Aufl. Weinheim, Basel: Beltz Juventa (Pädagogisches Training).

Kannengieser, Simone (2015): Sprachentwicklungsstörungen. Grundlagen, Diagnostik und Therapie. 3. Aufl. München: Elsevier Urban & Fischer.

Kauschke, Christina (2012): Kindlicher Spracherwerb im Deutschen. Verläufe, Forschungsmethoden, Erklärungsansätze. Berlin: De Gruyter (Germanistische Arbeitshefte, 45).

Lapp, Edgar (1992): Linguistik der Ironie. Tübingen: G. Narr (Tübinger Beiträge zur Linguistik, 369).

Linke, Angelika; Nussbaumer, Markus; Portmann-Tselikas, Paul R. (1996): Studienbuch Linguistik. 3. Aufl. Tübingen: Niemeyer (Reihe germanistische Linguistik, 121).

Mayr, Toni; Hofbauer, Christiane; Simic, Mirjana; Ulich, Michaela (2012): Selsa. Sprachentwicklung und Literacy bei Kindern im Schulalter (1. bis 4. Klasse). Freiburg, Br.: Herder.

Meibauer, Jörg (2013): Pragmatik: Grundlagen, Entwicklung, Störung. In: Christian W. Glück (Hg.): Fokus: Pragmatik. Grundlagen – Diagnostik – Intervention. Köln: Prolog (Interdisziplinäre und angewandte Beiträge zu Sprache und Kommunikation, 1), S. 20–44.

Meibauer, Jörg; Rothweiler, Monika (Hg.) (1999): Das Lexikon im Spracherwerb. Tübingen: Francke (UTB Mittlere Reihe, 2039).

Miosga, Christiane (2006): Habitus der Prosodie. Die Bedeutung der Rekonstruktion von personalen Sprechstilen in pädagogischen Handlungskontexten. Frankfurt am Main [u. a.]: Lang (Hallesche Schriften zur Sprechwissenschaft und Phonetik, 17).

Petermann, Franz (2016): Sprachstandserhebungstest für Kinder im Alter zwischen 3 und 5 Jahren (SET 3-5). Unter Mitarbeit von Julia-Katharina Rißling und Jessica Melzer. Göttingen: Hogrefe.

Petermann, Franz; Jugert, Gert; Tänzer, Uwe; Verbeek, Dorothe (2012): Sozialtraining in der Schule. Mit Online-Materialien. 3., überarb. Aufl. Weinheim: Beltz (Materialien für die klinische Praxis).

Petermann, Ulrike; Petermann, Franz (2006): Training mit sozial unsicheren Kindern. Einzeltraining, Kindergruppen, Elternberatung: mit CD-ROM. 9., vollst. überarb. Aufl. Weinheim: Beltz, PVU (Materialien für die klinische Praxis).

Quasthoff, Uta; Katz-Bernstein, Nitza (2007): Diskursfähigkeiten. In: Manfred Grohnfeldt (Hg.): Lexikon der Sprachtherapie. Stuttgart: Kohlhammer, S. 72–75.

Quasthoff, Uta M. (2006): Erzählkompetenz zwischen Mündlichkeit und Schriftlichkeit. In: Grundschule 12, S. 32–33.

Quasthoff, Uta M.; Fried, Lilian; Katz-Bernstein, Nitza; Lengning, Anke; Schröder, Anja; Stude, Juliane (2011): (Vor)Schulkinder erzählen im Gespräch. Kompetenzunterschiede systematisch erkennen und fördern (inklusive DVD); Das Dortmunder Beobachtungsinstrumennt zur Interaktions- und Narrationsentwicklung (DO-BINE) und der Dortmunder Förderansatz (DO-FINE). Baltmannsweiler: Schneider-Verlag Hohengehren.

Ronniger, Pola; Melzer, Jessica; Petermann, Franz; Rißling, Julia-Katharina (2016): Klassifikation von Sprachentwicklungsstörungen. In: Kindheit und Entwicklung 25 (3), S. 135–144. DOI: 10.1026/0942-5403/a000197.

Ruberg, Tobias; Rothweiler, Monika; Koch-Jensen, Levka (2017): Spracherwerb und sprachliche Bildung. Lern- und Arbeitsbuch für sozialpädagogische Berufe. 2. Aufl. Köln: Bildungsverlag EINS (Ausbildung und Studium).

Ryder, Nuala; Leinonen, Eeva (2014): Pragmatic language development in language impaired and typically developing children: incorrect answers in context. In: Journal of Psycholinguistic Research 43 (1), S. 45–58. DOI: 10.1007/s10936-013-9238-6.

Sallat, Stephan; Spreer, Markus (2014): Förderung kommunikativ-pragmatischer Fähigkeiten in Unterricht und therapeutischer Praxis. In: Sprachförderung und Sprachtherapie (3), S. 156–166.

Schegloff, Emanuel; Jefferson, Gail; Sacks, Harvey (1977): The Preference for Self-Correction in the Organization of Repair in Conversation. In: Linguistic Society of America 53 (2), S. 361–382.

Schelten-Cornish, Susan (2015): Förderung der kindlichen Erzählfähigkeit. Geschichten erzählen mit Übungen und Spielen (Materialien zur Therapie). 2., überarb. und erweiterte Aufl. Idstein: Schulz-Kirchner Verlag.

Schelten-Cornish, Susan; Hofbauer, Christiane; Wirts, Claudia (2012): Beobachtungsbogen für pragmatische Fähigkeiten (BFP). Online verfügbar unter http://www.sprachtherapie-sc.de/g_pragmatik.htm, zuletzt geprüft am 04.01.2015.

Schröder, Anja; Katz-Bernstein, Nitza; Quasthoff, Uta (2014): Erzählen: Ein „Spiel für Kinder", aber kein „Kinderspiel". In: Praxis Sprache, S. 229–238.

Schröder, Anja (2018a): Sprach- und Kommunikationsstörungen im Kontext schulischen Lernens: Pragmatisch-kommunikative Sprachebene. In: Bezirksregierung Münster (Hg.): Handreichung zur sonderpädagogischen Fachlichkeit im Förderschwerpunkt Sprache. Münster.

Schröder, Anja (2018b): Sprachtherapeutische Maßnahmen: Narrativ-diskursive Sprachebene. In: Bezirksregierung Münster (Hg.): Handreichung zur sonderpädagogischen Fachlichkeit im Förderschwerpunkt Sprache. Münster.

Schröder, Anja; Katz-Bernstein, Nitza; Quasthoff, Uta; Lengning, A.; Stude, J. (i. V.): Erzählprofile von Kindern mit Spracherwerbsstörungen.

Schubert, Christoph (2014): Kommunikation und Humor aus multidisziplinärer Perspektive. In: Christoph Schubert (Hg.): Kommunikation und Humor. Multidisziplinäre Perspektiven. Berlin, Münster: LIT (Vechtaer Universitätsschriften, Bd. 31), S. 7–14.

Schulz von Thun, Friedemann (2008): Miteinander reden 1: Störungen und Klärungen. Reinbek bei Hamburg: Rowohlt (rororo-Sachbuch).

Searle, John R. (1969): Speech acts. An essay in the philosophy of language. Cambridge: Cambridge Univ. Press.

Spreen-Rauscher, Maria (2003): Die „Childrens Communication Checklist" (Bishop 1998) – ein orientierendes Verfahren zur Erfassung kommunikativer Fähigkeiten von Kindern. Teil 2: Durchführungshinweise und Formulare. In: Die Sprachheilarbeit 43 (98–104).

Terkourafi, Marina (2012): Politeness and pragmatics. In: Keith Allan und Kasia M. Jaszczolt (Hg.): The Cambridge Handbook of Pragmatics. New York: Cambridge University Press (Cambridge Handbooks in Language and Linguistics), S. 617–637.

Tomasello, Michael (2012): The usage-based theory of language acquisition. In: Edith L. Bavin (Hg.): The Cambridge handbook of child language. New York: Cambridge University Press (Cambridge handbooks in linguistics), S. 69–87.

Ulich, Michaela; Mayr, Toni (2006): seldak – Sprachentwicklung und Literacy bei deutschsprachig aufwachsenden Kindern. Begleitheft zum Beobachtungsbogen und 10 Beobachtungsbogen für Kindertageseinrichtungen. Freiburg im Breisgau: Herder.

Vater, Heinz (2002): Einführung in die Sprachwissenschaft. 4. Aufl. München: Fink.

Wells, Gordon (1985): Language development in the pre-school years. Vol. 2. Cambridge: CUP Archive.

Wildegger-Lack, Elisabeth (2011): Therapie von kindlichen Sprachentwicklungsstörungen (3-10 Jahre). München: Ernst Reinhardt Verlag.

Zimmer, Renate (2014): BaSik. Begleitende alltagsorientierte Sprachentwicklungsbeobachtung in Kindertageseinrichtungen; Manual. Freiburg, Basel, Wien: Herder.